VENCIENDO LAS PROBABILIDADES

Venciendo las Probabilidades

Mi viaje a través de la salud holística para superar un cáncer avanzado

Georges Córdoba

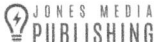

Superando las probabilidades: mi viaje a través de la salud holística para Superar el cáncer avanzado Copyright © 2020 por Georges Córdoba.

Todos los derechos reservados. Ninguna parte de esta publicación puede ser reproducida, distribuida o transmitida en cualquier forma o por cualquier medio, incluyendo fotocopias, grabaciones u otros métodos electrónicos o mecánicos, sin el permiso previo por escrito del autor, excepto en el caso de breves citas incorporadas. en revisiones críticas y ciertos otros usos no comerciales permitidos por la ley de derechos de autor.

Descargo de responsabilidad:

El autor se esfuerza por ser lo más preciso y completo posible en la creación de este libro, a pesar del hecho de que el autor no garantiza ni declara en ningún momento que los contenidos incluidos sean precisos debido a la naturaleza rápidamente cambiante de Internet.

Si bien se han realizado todos los intentos para verificar la información proporcionada en esta publicación, el autor y el editor no asumen ninguna responsabilidad y no son responsables por errores, omisiones o interpretación contraria del tema en este documento. El autor y el editor renuncian a cualquier responsabilidad, pérdida o daño incurrido como resultado de la aplicación y utilización, ya sea directa o indirectamente, de cualquier información, sugerencia, consejo o procedimiento en este libro. Cualquier desaire percibido de personas, pueblos u organizaciones específicas no es intencional.

En los libros de consejos prácticos, como en cualquier otra cosa en la vida, no hay garantías de ingresos. Se advierte a los lectores que confíen en su propio juicio sobre sus circunstancias individuales para actuar en consecuencia. Los lectores son responsables de sus propias acciones, elecciones y resultados. Este libro no está destinado a ser utilizado como fuente de asesoramiento legal, comercial, contable o financiero. Se aconseja a todos los lectores que busquen los servicios de profesionales competentes en el campo legal, comercial, contable y financiero.

Impreso en los Estados Unidos de América.

ISBN: 978-1-948382-15-1 libro de bolsillo
JMP2021.2

Dedicatoria

La canción que nací para cantar

Este libro está dedicado a todos los que —directa o indirectamente— han sido tocados por el cáncer: a los pacientes actuales, a los sobrevivientes, a sus familiares y a los cuidadores, por estar allí con ellos, por ser sus ángeles a través del proceso.

A ti, Naomi (Nuni), y a todos ustedes, que fueron y para siempre serán mis ángeles. No importa si nos vemos con frecuencia o hemos perdido el contacto, ustedes son un regalo de Dios para mí: un regalo ensamblado para mostrarme el poder sanador del amor y el servicio.

Le doy gracias a Dios todopoderoso por darme una segunda oportunidad de cantar la canción que nací para cantar.

La primavera ha pasado, el verano se ha ido,
el invierno está aquí, y la canción que quise cantar
sigue siendo desconocida.
Porque he pasado mis días
encordando y desenroscando mi instrumento.

RABINDRANATH TAGORE

Contents

Prólogo: en una palabra	1
Introducción	5
La noticia	9
¿Por qué a mí?	17
Diez en diez	23
Peleando contra el oponente	37
El proceso de sanación	51
Un regalo de vida	59
Perdonar sana	67
El servicio	75
Detente y huele las rosas	81
Carta para Stephanie	91
La fe	95

La oración	105
Aprendiendo a recibir	121
La nutrición	127
Epílogo	137
Notas	143
Lecturas adicionales	145
Sobre el autor	151

Prólogo: en una palabra

En este mundo, Dios nos envía personas únicas que se cruzan en nuestro camino y nos tocan el alma. Se las conoce como ángeles. Uno de estos ángeles es Georges Córdoba.

Recuerdo el día en que lo conocí. Fue en una casa donde nos habíamos reunido unos cuantos amigos para compartir. Después de muchos años, mi esposo, Mario, se reencontró con Georges y reanudaron una linda amistad. Yo estaba sentada en un sofá, Georges se me acercó y empezamos a conversar. Fue una conexión de alma con alma.

En aquel tiempo yo estaba escribiendo el libro *Transforma tu pérdida. Una antología de fortaleza y esperanza*. Al conocer a Georges y saber de su increíble historia —pues es precisamente una historia de transformación—, le pedí que escribiera el prólogo. Así lo hizo y fue algo muy significativo para mí. Recuerdo que cada vez que presentaba el libro y Georges leía el prólogo tocaba almas. La gente me llamaba al día siguiente para preguntarme por ese ser tan especial. Y es que... él es especial.

Durante mucho tiempo hablamos sobre el libro que quería escribir y el mensaje que tenía para el mundo, pues es un ser de luz. Felizmente, ha llegado el momento de que comparta sus vivencias, experiencias, lecciones y semillas de amor con todos nosotros. Escribir el prólogo de este texto tan especial es algo que me llena de muchísima emoción y que hago con todo mi amor.

Te sugiero, querido lector, que al leer estas páginas lo hagas con el corazón abierto para recibir cada uno de estos mensajes de transformación y acogerlos dentro de ti. De la misma manera como la semilla crece y se desarrolla cuando es plantada en tierra fértil, permite que este mensaje lleno de amor, de esperanza y de fortaleza espiritual se desarrolle y crezca dentro de tu propia alma.

Habiéndome especializado en ayudar a las personas a manejar transiciones y transformar sus vidas, me he dado cuenta, una y otra vez, de la importancia de que utilicemos nuestros recursos internos, que son muchos. Sin embargo a veces, cegados por el dolor o el miedo, olvidamos que los poseemos. Las constantes preguntas que podemos hacernos cuando somos diagnosticados con cáncer o cuando enfrentamos una difícil transición de vida pueden debilitarnos no solo física, sino también espiritualmente. En estas páginas, Georges nos cuenta cómo respondió a todas esas interrogantes que llenaban su mente y cómo utilizó diferentes recursos, internos y externos, para hacerles frente y transformar su vida en un ejemplo de fe, actitud positiva y amor al prójimo.

Este libro es una guía espiritual, emocional y hasta física para aquellos que están sufriendo de cáncer, para sus familiares e incluso para los que no lo padecemos, pues los principios aquí compartidos nos dan la pauta para vivir una vida con mayor significado, para vivir más de adentro hacia afuera, al contrario de lo que desafortunadamente sucede.

Vivimos en un mundo muy rápido, cada vez más demandante, con muchas distracciones y avances que pueden desviarnos de lo que realmente somos. En este libro, Georges nos recuerda lo importante que es reconectarnos con lo que somos, con esa esencia que nos hace especiales y que, en su caso, fue lo que me impactó tan hondamente cuando lo conocí. Él tiene un alma blanca y en este libro nos abre su corazón con el deseo de ofrecernos herramientas valiosas en tiempos de dudas, de dolor, de desesperanza, de derrota. Todo está dentro de nosotros y Georges nos recuerda que podemos lograr un cambio definitivo en nuestra vida. Esto me hace recordar a mi padre, quien decía que debíamos aprender la mayor de las artes: el saber vivir.

Georges nos explica cómo ha dominado esta arte y nos revela que el cáncer, precisamente, fue el catalizador, la llama que provocó este desarrollo en él, esta necesidad de ayudar, este deseo de marcar la diferencia, de influir en los demás y ser un líder en la batalla contra el cáncer. Todo empieza con uno y Georges nos lo demuestra. La calidad de nuestra vida depende de nuestra actitud, de nuestro convencimiento de que somos capaces, de nuestro deseo de vivir.

La montaña que Georges ha escalado ha sido muy escabrosa, desgastante, con caídas. Ha resbalado a veces. Sin embargo, su actitud, su fe y su pensamiento altamente positivo lo ayudaron a llegar a la cima y vencer —como él mismo lo llama— a su oponente. Georges no entró en negación; enfrentó su realidad cara a cara y se posesionó de todas las herramientas que estaban a su alcance, y las que no lo estaban las buscó.

Lo bello de Georges es que no niega las emociones que experimentó: nombra y valida cada una de ellas. Esa es la única forma de lograr confrontarlas y superarlas. Lo importante no es ignorarlas, sino reconocerlas, comprender la razón por la cual se experimentan y decidir qué hacer al respecto.

Usando desde metáforas hasta visualizaciones, Georges nos guía con mucho amor y fe hacia el camino de la esperanza, del cuidado de uno mismo, de la aceptación. También nos recuerda nuestro potencial humano para la propia vida y la de los demás. Escuchemos sus sugerencias, ya que marcaron la diferencia en su vida... y es muy probable, amable lector, que lo logren también en la tuya.

Al final, todo se resume en una sola palabra: amor. Este libro está impregnado de él. Amor hacia sí mismo, amor hacia el prójimo, amor hacia Dios.

Gracias, mi amigo del alma, por este regalo. Gracias por tu vida y que Dios te bendiga.

Ligia Houben

Introducción

*Para conocer el camino hacia adelante,
pregúnteles a aquellos que regresan.*

PROVERBIO CHINO

Hola, amigo mío:

¿Sabes?, muchos de los miembros de mi familia murieron, murieron precisamente por lo mismo que me ha atormentado a mí: el cáncer. Cuando miré el cuadro completo de mi familia, sentí que compartía su destino y que estaba condenado. Pero dije que no. Aunque las probabilidades eran pequeñas, dije que lucharía, que vencería las probabilidades, que movería esa montaña. Y comencé mi viaje.

Después de diez años, diez cirugías y un cuatro por ciento de posibilidades de supervivencia, superé las probabilidades y sobreviví a un melanoma avanzado con metástasis de ocho tumores en mi cerebro (dos de ellos no operables). Los productos farmacéuticos casi destruyen mi cuerpo, así que decidí seguir la ruta natural para curarme... y aquí estoy: ¡he estado libre de cáncer durante ocho años!

Esta experiencia cambió radicalmente mi vida y se convirtió en mi misión y pasión: compartir mi historia e inspirar y ayudar a otros a entender que ellos también pueden lograrlo.

Aquí está la clave: veo mi experiencia de cáncer avanzado como una bendición, porque sobrevivirlo me permitió cantar la canción que nací para cantar.

Entonces, me puse manos a la obra y empecé a compartir mi historia; me convertí en practicante y luego en maestro de reiki, obtuve una certificación como *coach* de salud y vida, culminé una maestría holística en *coaching* transformacional y me certifiqué en nutrición funcional.

Hoy trabajo con personas que se enfrentan al cáncer o a su amenaza y las ayudo a lograr una salud óptima en todos los niveles para vivir mejor su vida. Escribí este libro sobre mi experiencia venciendo las probabilidades y sobre mi viaje a través de la salud holística para superar un cáncer avanzado.

Este libro es para todos los que han recibido un diagnóstico de cáncer y lo están enfrentando en este momento o para cualquier persona interesada en prevenirlo.

Espero que, al leerlo, encuentres fuerza y esperanza mientras recorres tu proceso. Espero que comprendas que el estrés, la preocupación y el miedo que estás experimentando son bastante comunes. Espero que aprendas que existen alternativas para combatir la enfermedad, detener su recurrencia e incluso prevenir su aparición.

Para aquellos que tienen cáncer y se preguntan si alguien entiende lo que les está pasando... la respuesta es "¡sí!".

Nosotros, los sobrevivientes, sabemos lo que están pensando y sintiendo en este momento.

¡Brindo a su salud!

LA NOTICIA

Después de ser diagnosticado con cáncer, el paciente puede sentirse en shock, padecer incredulidad, miedo, ansiedad, culpa, tristeza, pena, depresión, ira y mucho más. Cada persona puede experimentar alguno o todos estos sentimientos y cada una los manejará de manera diferente.

SOCIEDAD AMERICANA DEL CÁNCER

Perdí a mi abuelo materno cuando tenía cuatro años y todavía recuerdo la tragedia que aquel acontecimiento significó. Cada vez que se sabía que un amigo o un miembro de la familia había sido diagnosticado con cáncer, la actitud era similar a la de una sentencia de muerte para el desafortunado tío, tía, pariente, amigo o conocido. Básicamente, crecí creyendo que todo aquel diagnosticado con cáncer terminaría en el cementerio y temía que esta enfermedad pudiese golpearme algún día. Imaginé el cáncer como un monstruo imbatible y, a medida que pasaban los años, esta creencia se arraigaba más en mí, porque dos de mis tíos, las dos hermanas de mi abuela, unos parientes, algunos amigos e incluso mi madre fueron víctimas de tan terrible enfermedad.

Ahora permíteme contarte un poco sobre mi experiencia y sobre cómo obtuve mi título de "sobreviviente de cáncer". Un domingo por la tarde, en agosto de 2002, tres semanas después de que mi querida madre hubiera perdido la batalla contra el cáncer de pulmón, me hallaba en casa, sentado en la terraza de la piscina, mientras los niños jugaban voleibol. Soy y siempre he sido el tipo de persona que ama estar al aire libre. Mis padres me decían que aprendí a nadar antes que a caminar.

He pasado la mayor parte de mi vida bajo el sol, nadando y buceando en las hermosas aguas del Atlántico y el Caribe en Venezuela, jugando al tenis desde que tenía cinco años y posteriormente —en mis años competitivos— jugando para la Liga Universitaria Americana de Tenis (NCAA, por sus siglas en inglés), en la Universidad Estatal de Nuevo México. También hice surf cada vez que tuve una oportunidad. Me encantaba estar afuera... sol, sol y más sol, lo que implica que siempre tuve un muy fuerte bronceado.

Ese día de agosto en el que estaba tomando el sol junto a la piscina, empecé a rascar repetidamente la parte superior de mi cráneo, hasta el punto de que comencé a sangrar. Pensé que sería probablemente una espinilla. No obstante, le pedí a mi esposa, Naomi, que lo comprobara. Ella miró la zona que sangraba y me dijo que no le gustaba. "¿Qué quieres decir?", le pregunté. Ella me dijo simplemente: "No me gusta nada; necesitamos que un dermatólogo le dé un vistazo". Al día siguiente, lunes, temprano en la mañana, Naomi se puso en contacto con nuestro dermatólogo para concertar una cita. El asistente le informó que lo más pronto que el médico podría verme sería en un mes. Mi esposa le explicó que mi lesión no se veía bien en absoluto y que agradecería enormemente que la contactaran si algún paciente cancelaba su cita.

Esa misma tarde, Naomi recibió una llamada del asistente, en la que le indicaba que había ocurrido una cancelación para el martes, es decir, al día siguiente, a las 9:00 a.m., así que concertó la cita.

A la mañana siguiente llegamos allí por lo menos media hora antes. Cuando el doctor revisó mi lesión me preguntó si le permitiría que sus estudiantes de medicina acudieran a la habitación para poder mostrársela. Consentí nerviosamente. Se adelantó y mostró la lesión a los estudiantes y empezó a hablar de su forma y del hecho de que parecía ulcerada. Entonces comencé a ponerme muy nervioso. Tomó una muestra para hacer la biopsia y me dijo que se comunicaría conmigo tan pronto tuviera los resultados.

Al día siguiente, mi asistente en la oficina me dijo que el médico estaba al teléfono y que quería hablar conmigo de inmediato. Una oleada de adrenalina recorrió mi cuerpo mientras cogía el auricular. Me confirmó que la biopsia había resultado positiva para melanoma maligno —una forma muy agresiva de cáncer de piel— y que era urgente que concertara una cita con cualquiera de los dos médicos que me recomendaba en el informe que me estaba enviando por fax.

Al principio no podía entenderlo: "¿Qué? ¿Qué está diciendo? ¡Si me siento perfectamente bien! ¡No, no puede ser!

¡No lo creo! ¡No puede estar pasando! ¿Qué quiere decir con que tengo cáncer?".

Los acontecimientos que tuvieron lugar después del diagnóstico, tanto para mi persona como para Naomi y nuestros cinco hijos pequeños, solo se pueden comparar con un tsunami que de repente aparece y destruye casi todo a su paso, dejando un largo camino para la recuperación de todos nosotros.

El primer médico recomendado en el informe de patología, el Dr. Moffat, se hallaba de vacaciones y, además, su agenda estaba completamente llena, por lo que no podría atenderme hasta la última semana de septiembre. Inmediatamente llamé a Stefano, médico y uno de mis mejores amigos, y le leí los resultados de la biopsia. Me pidió que le enviara el informe por fax. Tan pronto leyó los resultados me llamó para explicarme que, en casos como el mío, el tiempo era esencial. Me aseguró que los médicos a los que me habían remitido eran los mejores del sur de la Florida. El hecho de que Stefano supiera de estos médicos de alguna forma me produjo una sensación de alivio.

Stefano me dijo que el otro médico que figuraba en el informe, el Dr. Weiss, era extremadamente talentoso, que por lo general tenía una larga lista de espera pero que, por tratarse de un excompañero de estudios y buen amigo, de seguro me vería de inmediato. Y así fue. El Dr. Weiss abrió un lugar en su agenda para que fuera a verlo esa misma tarde. De manera sorprendente, a solo tres días de haber visto la lesión, ya estaba yo en la sala de operaciones ambulatorias, sometiéndome a un procedimiento quirúrgico en la parte superior de mi cráneo para eliminar el melanoma ulcerado. Estoy muy agradecido por la rapidez con la que se dieron esos pasos iniciales.

Después del procedimiento, el Dr. Weiss recomendó específicamente una cita con el doctor Moffat y sugirió realizar una biopsia del ganglio linfático centinela, hacia donde el melanoma podría haberse propagado. Programé una cita con el Dr. Moffat justo allí, mientras esperaba para ser dado de alta por el Dr. Weiss. Parecía que todo iba saliendo bien. En retrospectiva, esta secuencia de acontecimientos marcó el momento a partir del cual me di cuenta de que el universo comenzaba a alinearse a mi favor.

Mientras esperaba la consulta con el Dr. Moffat, era como si mi cuerpo experimentara una descarga constante de adrenalina. Me sentía abrumado, estresado, ansioso e incrédulo, y estaba lleno de preguntas. Entre el sonido incesante del teléfono y el hecho de oírme repetir una y otra vez la devastadora noticia a nuestra familia, amigos y colegas, no podía dejar de preguntarme cómo reaccionarían mis cinco hijos ante esa información. Habían perdido a su abuela a causa de un cáncer de pulmón hacía apenas tres semanas y ahora su padre padecía cáncer también. La idea me hizo sentir inquieto y me llenó de pánico. Como familia joven, lo teníamos todo por delante y, sin embargo, nuestras vidas estaban a punto de desmoronarse. Mi matrimonio, mis hijos, mi familia, mi carrera y mis metas estaban al borde del colapso. Yo no lo podía creer. Estaba en negación.

Recuerda, no estás más enfermo el día de tu diagnóstico de lo que lo estabas el día anterior.

Vickie Girard

Físicamente no percibí diferencia en relación con el día previo. Sin embargo, después del diagnóstico, supe que estaba enfermo y que mi cuerpo se vería potencialmente invadido por esa forma tan agresiva de cáncer. Es a partir de ese momento cuando la mente se vuelve esencial: ella puede ser tu mejor amiga o tu peor enemiga.

La actitud y el conocimiento se convierten en aliados clave; cuanto más positivo se sea y más informado se esté sobre el cáncer, tanto mejor. Es muy importante conocer la enfermedad y los pasos que se deben seguir tanto física como emocional, mental y espiritualmente para combatirla. El dicho "El conocimiento es poder" no puede ser más preciso que durante este tiempo.

Hay algunas cifras que es muy importante traer a colación: según el Instituto Nacional de Cáncer, "una de cada tres personas en los EE. UU. será diagnosticada con algún tipo de cáncer a lo largo de su vida". No es una estadística muy alentadora. Sin embargo, el mismo instituto también afirma que "... en los EE. UU., el número de personas que viven más allá de su diagnóstico de cáncer llegó a casi 14,5 millones en 2014 y se espera que aumente a casi 19 millones en 2024".

Estas estadísticas alentadoras creo que son posibles porque se están comenzando a combinar formas de tratamiento convencionales con alternativas holísticas para enfrentar la enfermedad. Doy gracias a Dios por la medicina tradicional y sus avances; sin embargo, es esencial comprender que la terapia es un proceso de ensayo y error. No hay nada de malo en eso. La experimentación es un hecho que debemos aceptar, así como también debemos abrirnos a formas alternativas complementarias para ayudar con el proceso de curación.

Durante el tiempo en el que estuve enfrentando las muchas y muy duras preguntas que plantea esta enfermedad, comencé a pensar en mi mortalidad, analicé más de cerca mis creencias y valores y reflexioné acerca de cuáles eran las cosas esenciales en mi vida. Fue difícil y desagradable pensar en mi diagnóstico pero, una vez que acepté mi realidad, puede decirse que comencé el viaje hacia el resto de mi vida... Es triste, pero la mayoría de nosotros necesitamos ser golpeados por una experiencia impactante para llegar a entender lo que realmente importa.

Vivir es lo más raro del mundo. La mayoría de la gente existe, eso es todo.

OSCAR WILDE

La vida continúa, el tiempo sigue avanzando, la gente está atrapada en la rutina y nadie tiene tiempo para darse cuenta de que esas adversidades, que a menudo oímos que les suceden a otros, un día pueden ocurrirnos a nosotros. La vida es en extremo frágil y el tiempo pasa velozmente; sin embargo, vivimos día a día como si fuésemos a durar para siempre.

A mí me tocó sobrevivir a una forma muy agresiva de cáncer y estoy aquí para decirles que esta enfermedad puede vencerse. Con un cambio radical de estilo de vida, nuevos avances médicos y una actitud positiva, meditación, nutrición y fe, se puede recuperar la salud.

¿Por qué a mí?

El cáncer es un toque divino en el hombro. El cáncer es una llamada de atención. Es una interrupción en tu vida. Y hay un mensaje adjunto a ese toque en el hombro. . . La forma en que estás viviendo te está matando.

CHRIS WARK

Cuando respondí el teléfono, el médico dijo:

—Trate de mantener la calma, pero debe actuar con rapidez.

Recuerdo que respiré hondo y le hablé con dificultad:

—Doctor, ¿está diciendo que tengo cáncer?

—Sí, señor Córdoba. Lo siento, pero le repito que debe comunicarse lo antes posible con uno de los médicos que le recomendé.

Luego de finalizada la llamada, me quedé sentado, en un limbo de confusión, recordando el tono de preocupación y urgencia del médico. "¿Estoy soñando? ¿Qué es lo que acabo de escuchar? ¿Tengo cáncer?". No lo asimilaba, o más bien no lo quería asimilar. Con la descarga de adrenalina al máximo, comencé a sentir aún mayor ansiedad y un sentimiento de impotencia. Estaba en shock, no me lo creía; solo aquel que haya pasado por la experiencia de recibir un diagnóstico de cáncer puede entender ese estado mental, esa especie de experiencia extracorporal.

"Esto no puede ser, ¿será que se equivocaron con los resultados?". Estaba totalmente aturdido, no quería pensar. Quise borrar lo que acababa de escuchar y simplemente continuar con lo que estaba haciendo justo antes de la llamada, pero no pude. Mi mente chocaba con mis emociones buscando respuestas a esa noticia, que me había caído como una bomba.

"¿Cómo puede ser esto? ¿Melanoma maligno? ¿Por qué? ¿Por la exposición al sol? ¿O será que estaba destinado a padecer cáncer por mis antecedentes familiares? No entiendo; soy deportista, me alimento bien, bebo muy poco, no fumo; soy honesto, estoy pendiente de ayudar a los demás, soy un padre de familia dedicado cien por ciento a mis hijos con todo mi amor. ¿Por qué a mí? De buenas a primeras, tan solo a unos días de la muerte de mi madre, ¿ahora me tocó a mí? No entiendo, esto no puede ser. ¿Por qué? No entiendo. ¡Despiértate, Georges, es un sueño! ¡Esto no puede ser!".

Por lo general, los seres humanos tenemos miedo a morir, y muchos nos consolamos en la creencia de que hay algo mejor —el Cielo y la vida eterna— más allá de nuestra vida física. Todos queremos ir al Cielo, pero no hoy. Es así; es por nuestro ego, y creo que es por eso por lo que nos sentimos tan angustiados y con tanto miedo. Es fácil decir: "Qué pena, escuché que fulano o mengano tiene cáncer, le dio un paro cardíaco o le diagnosticaron una enfermedad crónica del hígado", pero cuando nos toca a nosotros la cosa cambia; es como si se activara una alarma que nos recordara que somos mortales, y esta realidad nos asusta, aun si somos de los que creemos que hay algo mejor después de esta vida.

"¿Qué me pasó? ¿Por qué? ¿Qué hice para merecer esto?". Me sentí culpable porque sabía que no era el único que vivía en esa situación. Todos los que me rodeaban se verían afectados: mi esposa, mis hijos, mi padre, mi hermana, otros miembros de la familia y mis amigos más cercanos.

Antes de escribir este capítulo, hablé con Naomi y con cada uno de mis hijos sobre los momentos en los que se enteraron de que tenía cáncer. Les pregunté si recordaban esa noche y les pedí que compartieran su experiencia conmigo.

Naomi estaba aún más asustada y conmocionada que yo. Trabajaba en el campo de la medicina como técnica de ultrasonido y radiología y conocía mi tipo de cáncer. Como mi esposa, cuidadora y compañera espiritual, siempre estuvo a mi lado. Recuerdo rezar con ella, quedarme dormido, despertarme de nuevo y escucharla rezar todavía, lo que me daba la paz y la tranquilidad que necesitaba. Como madre, tenía que mantenerse estable para nuestros hijos y asegurarse de que todos oraran juntos por mi sanación. Ella me comentó: "Por un lado, les dije a nuestros hijos que tuvieran fe en que Dios te sanaría, pero, por otro lado, me pregunté cómo sufriría la fe de nuestros hijos si en lugar de recuperarte, murieras".

Alejandro, nuestro hijo mayor, me confesó que fingió que todo estaba bien, pero que estaba enojado con Dios por permitirme enfermarme. Pensó que era injusto para con toda la familia y para conmigo. Claudia recuerda cuando nos despedimos por teléfono de su Yaya —el nombre por el que los niños llamaban a mi madre— mientras escuchábamos la canción "Let It Be" de The Beatles, y cómo luego, como si fuera al día siguiente, les decía que estaba enfermo de cáncer. Thomas, Andrés y Nicholas me respondieron que estaban aterrorizados de perderme. Pensaron que, si su abuela había muerto de cáncer, yo también moriría. Esas fueron las emociones y pensamientos que tuvieron cuando les di la noticia. Y esto es lo que escribió mi hijo Nicholas:

> Hola, papi:
>
> Te escribo para contarte lo que sentí cuando nos hablaste del melanoma que entró en tu cuerpo. Estábamos todos sentados en tu cama cuando nos diste la noticia. No puedo explicar el miedo que tenía, y más después de perder a la abuela unas semanas antes. Mis hermanos y Claudia iban a estar solos con mamá. Siempre traté de estar ocupado para no pensar en tu cáncer. Recuerdo haber llorado mientras oraba por tu salud y para que mamá fuera fuerte, lo que siempre hizo. Todos dicen que tengo un gran corazón, y es por la forma en que tú y mamá nos criaron. No creo que pueda tener mejores padres que ustedes. Estaba asustado y me sentí vacío mientras luchabas contra la enfermedad. Ahora, estoy muy agradecido y me siento bendecido de tenerte aquí con nosotros. Te quiero, papi.
>
> Nicholas

No me permití adoptar la actitud de "soy una víctima", pero tengo que admitir que estaba enojado y me seguía preguntando: "¿Por qué yo?".

A veces, tenía dolores de estómago tan agudos que sentía que me matarían. Día tras día era así. Las citas con el médico, los exámenes de seguimiento y los análisis de sangre fueron un desafío físico, mental y emocional. Volvía al trabajo todos los días, pero me acostaba a descansar cada hora más o menos. Asistí y participé en eventos sociales y personales, pero me ponían ansioso y confundido. Ir a eventos me hizo preguntarme repetidamente: "¿Por qué yo? Todos están haciendo lo suyo, divirtiéndose, y yo, que debería estar haciendo lo mismo, estoy pasando por esta amarga experiencia".

Siempre me esforcé por seguir trabajando y salir y mantener mi vida social, pero no fue fácil. Cuando salía, se me secaba la boca y empezaba a marearme y a experimentar vértigo. Intenté jugar al tenis, correr o caminar, pero a menudo me detenía y vomitaba. Los primeros seis meses después de mi diagnóstico fueron horribles, llenos de inquietud, malestar e incertidumbre.

A veces aceptaba mi situación y otras veces me enojaba por estar enfermo y no llevar una vida saludable y cotidiana. Sentí que la gente a mi alrededor ni siquiera recordaba por lo que estaba pasando. Me preocupaban mis hijos, a los que no podía dedicarles la misma cantidad de tiempo, lo que me dolía mucho. Me dolió ver a mi esposa luchando por mantener la misma rutina diaria que teníamos antes de mi enfermedad, y sus frustraciones cuando se daba cuenta de que no podía arreglárselas. Entré en un nuevo círculo vicioso de negación, miedo, tristeza, frustración, malestar físico y emocional y aceptación. "¿Cuándo terminará esto? ¿Por qué yo? —me preguntaba—. Esta experiencia no debería pasarle a nadie, a ninguna familia, pero nos está pasando a mi familia y a mí".

La cosa es que, ya sea consciente o inconscientemente, en algún momento una persona decide luchar o rendirse. Como tenista competitivo, siempre apunté a la victoria y me preparé estudiando las debilidades de mi oponente. Entonces fue cuestión de actuar y competir. Así que decidí dejar de preguntar "¿Por qué yo?" y comencé a ver mi enfermedad como otro adversario para el que tenía que prepararme, estudiar y comprender para ganar.

Amigo mío: vivir la experiencia de ser paciente de cáncer es algo que nunca le desearía a nadie, pero la verdad es que mucha gente está lidiando con la enfermedad. Entiendo por lo que tú y tus sus seres queridos están pasando por aquellos diagnosticados recientemente, o que están actualmente bajo tratamiento. Pero te aseguro que es posible superar tu situación, no importa lo difícil que sea o el sufrimiento que estés viviendo.

Tuve un cambio de mentalidad a lo largo de mi proceso y comencé a preguntarme: "¿Para qué?" en lugar de: "¿Por qué yo?". En los próximos capítulos, escribiré sobre cómo mi viaje terminó siendo una experiencia holística para superar mi cáncer metastásico avanzado. Lo que quiero decir es: una alineación del cuerpo, la mente, las emociones y el espíritu.

La salud es un estado de completa armonía del cuerpo, la mente y el espíritu.

B.K.S. IYENGAR

Diez en diez

Todo comenzó con la cirugía ambulatoria, en la cual me extrajeron la lesión en la piel de la parte alta del cráneo. Unas semanas después, durante el proceso de análisis de las biopsias, el tumor volvió a salir en el mismo lugar. Luego de estudiar el drenaje en la biopsia, el doctor Moffat recomendó hacer una disección radical de ganglios en la parte derecha de mi cuello y nos dijo que aprovecharía y también me extraería el tumor que había vuelto a salir en la piel de la parte alta del cráneo. En forma de broma me dijo que me estaba haciendo dos cirugías por el precio de una. Yo seguí con actitud positiva, lo que por cierto me ayudó mucho a mantenerme animado. Siempre busqué médicos buenos y dedicados, y siempre di gracias a Dios por los que me atendieron; todos fueron parte de la lista de ángeles que me llevaron de la mano.

En noviembre de 2002 me hicieron la segunda y la tercera cirugía y, como les comenté anteriormente, todo fue exitoso, pero el protocolo de disección radical significa que —por lo general—, además de ganglios, extraen nervios y músculos. Recuerden: me extrajeron veintitrés ganglios, de los cuales tres resultaron positivos, y extrajeron un nervio y dos músculos en la parte derecha de mi cuello y en mi hombro derecho. Además, me colocaron un catéter durante quince días para asegurar que el líquido linfático que pudiera haber quedado en el área de la cirugía pudiese drenar de manera apropiada.

A las cuatro semanas me sometieron al tratamiento de interferón alfa 2, el cual —como saben— fue un calvario, no solo para mí sino para mi esposa, mis hijos, la familia y los amigos.

Cuando alguien tiene cáncer, toda la familia y las personas que lo aman también lo tienen.

pinkrackproject.com

Luego de casi cinco meses de tratamiento, el melanoma regresó por la parte izquierda de mi cuello, algo que tenía lógica, ya que la lesión original estaba justo en el centro de la parte alta del cráneo. De nuevo, los efectos psicológicos del diagnóstico volvían a aquejarnos a mi familia y a mí. Era terrible la ansiedad que me causaba el pensar en otra cirugía, la cuarta en un período de siete meses. Otra disección radical, en la que fueron veintidós los ganglios extraídos, dos de ellos positivos. Luego, la esperanza de que el nuevo tratamiento de GMCFS fuera a funcionar: doce meses inyectándome una dosis diaria durante quince días, después descansaba quince y así sucesivamente. Tuve que inyectarme en diferentes lugares de mi cuerpo para evitar irritaciones y hematomas. Durante esos doce meses me hicieron cuatro biopsias: dos en el brazo derecho, una en el brazo izquierdo y otra en el muslo derecho.

Para ese momento me habían hecho siete biopsias, y cada una de ellas nos generaba las mismas emociones y ansiedad mientras esperábamos los resultados. Estas cuatro salieron negativas.

En el ínterin, a principios de 2004, falleció una amiga a la que había conocido a través de un vecino y amigo. Tenía el mismo tipo de cáncer que yo y tan solo tenía veinticinco años de edad. Una vez más sentí el pinchazo de la adrenalina, la ansiedad, la tristeza y el miedo. Esta noticia me afectó profundamente: mi joven amiga, que estudiaba con alegría —mientras luchaba contra su melanoma— para graduarse de arquitecto... Otra vez me preguntaba: "¿Por qué?".

Finalicé los doce meses de tratamiento sin recurrencias y, de las cuatro biopsias practicadas, todas salieron negativas. Me sentía muy bien. Mi oncólogo me sugirió hacer seguimiento mediante el examen PET-CT (tomografía por emisión de positrones) cada tres meses. Pasó el 2004 y, a mediados del 2005, el doctor redujo mis exámenes de seguimiento a dos por año; y así seguí hasta mediados del 2006, cuando me redujo los exámenes de seguimiento a una vez por año.

Todo iba bien pero, en el 2005, otra de mis amigas, paciente de melanoma, a la que conocí el primer día de mi tratamiento —en diciembre del 2003— y que fue atendida por mi mismo oncólogo, falleció debido a su melanoma. Con tan solo treinta y cuatro años, dejaba a su esposo y a su niña de cinco años.

¿Qué les puedo decir? De nuevo me invadieron esos sentimientos y emociones, ya tan familiares, que las noticias relacionadas con el melanoma provocaban: descargas de adrenalina, ansiedad y tristeza. Una vez más me preguntaba: "¿Por qué?". Inevitablemente pensaba en la eventualidad de que me tocara a mí. Nosotros, como familia, habíamos comenzado a ver la situación como algo superado. Yo ya trabajaba de nuevo y dos ingresos en lugar de uno implicaban una gran diferencia. Todo regresaba a la normalidad.

En diciembre de 2007, me hicieron una resonancia magnética en el cerebro porque me estaban dando migrañas frecuentemente y, dados mis antecedentes, quisieron estar seguros de que no fuese una recurrencia del melanoma. Los exámenes salieron bien, sin novedad alguna. Pero en junio de 2008, después de casi cinco años en remisión, comencé a tener episodios de mareos y los dolores de cabeza fuertes comenzaron a ocurrir con más frecuencia. Mis hijos empezaron a notar algunas irregularidades en mí: me cuentan que de repente me encontraban mirando fijamente hacia un lugar, sin reacción alguna, y que siempre me tenían que tocar para que reaccionase. Mi esposa, Naomi, se dio cuenta de que solo le hablaba en español, cuando yo siempre le hablaba en inglés. También percibió que, cuando hablaba con alguien que solo hablaba inglés, de igual manera le hablaba en español. Tanto Naomi como mis hijos comenzaron a preocuparse; sabían que algo raro estaba ocurriendo. Me cuenta mi esposa que comencé a dejar el cepillo de dientes con la crema dental en el lavamanos; es decir, que iba con la intención de lavarme los dientes, pero no llegaba a hacerlo. Ella no me comentaba nada; simplemente comenzó a tomar nota y se preocupaba cada vez más.

Luego, una noche en la que Naomi había salido a su oficina para imprimir una tarea de Claudia, mis hijos contaron que comencé a tartamudear cuando les hablaba. Esa noche tuve un dolor de cabeza muy fuerte. Claudia llamó a su mamá y le explicó lo que estaba pasando. Cuando Naomi entró a la casa, se dio cuenta de que efectivamente le hablaba solo en español y tartamudeando. Fue aquello lo que la convenció de que debía llamar al oncólogo. Todo eso me lo contaron Naomi y los muchachos, que estaban muy asustados, ya que mis síntomas eran los mismos que había presentado mi madre cuando su cáncer de pulmón le afectó el cerebro, y eso había sido lo que se había llevado a su Yaya.

Aparentemente, todo esto me ocurría de forma esporádica, aunque cada vez con más frecuencia. Hace poco, durante una conversación con mi hija Claudia, me preguntó si me acordaba de la vez en la que ella entró al cuarto, preocupada y asustada, y me preguntó si tenía miedo de morir. Le dije que sí me acordaba; que recordaba haberle respondido que no tenía miedo porque eso aún no iba a pasar, a lo que ella insistió: "¿Cómo lo sabes?". Le dije que Dios quería que me ocupase de ella y de sus hermanos hasta que fuesen adultos. Cada vez que pienso en esos tiempos me da mucho sentimiento pensar que los muchachos hayan vivido una buena parte de sus cortas vidas con miedo de perder a su papá.

Al día siguiente me levanté normalmente y sin la menor idea de lo que había pasado la noche anterior. Me bañé y me afeité, desayunamos todos; ya estábamos en nuestra rutina diaria. Naomi me preguntó si me sentía bien, a lo que le contesté que sí, que estaba muy bien. Me preguntó:

—¿Vas pasarte el día en la oficina de tu cliente en downtown?

—Correcto —respondí.

—¿Quieres que te lleve?

—¿Y eso? —le pregunté.

—Puedo llegar al trabajo un poco más tarde, así que te puedo acompañar.

Su oferta me pareció un poco fuera de lugar; se lo agradecí e insistí en que no era necesario. Al final fui solo; para mí era un día normal y corriente. Llegué a la oficina de mis clientes, quienes, por cierto, eran de habla hispana. Probablemente aún no estaba tartamudeando, ya que se habrían dado cuenta. Todo se desarrollaba con normalidad hasta que fuimos a almorzar. Ordenamos nuestra comida y todo iba bien hasta que nos la sirvieron y comenzamos a comer. Me cuentan que, de buenas primeras, me había quedado como hipnotizado, mirando mi plato sin hablar ni contestar cuando me preguntaban si estaba bien. Cuando volví en mí, les dije que todo estaba bien, pero noté que sus platos estaban vacíos y el mío tan solo por la mitad. Uno de ellos me relató lo que me había pasado y me preguntó si deseaba terminar de comer, pero le contesté que ya no tenía hambre, así que pagamos y comenzamos a caminar de vuelta a la oficina.

Recuerdo que iba en el medio y que no le había dado importancia a ese hecho, pero me habían rodeado por precaución, considerando lo que había ocurrido en el restaurante. Cuando iba subiendo por el ascensor, perdí momentáneamente la vista. ¡Qué susto pasé! Mis clientes se dieron cuenta de mi reacción y me preguntaron si estaba bien; les dije que por momentos había perdido la visión. Me pidieron el teléfono de Naomi, la llamaron y le contaron lo que había ocurrido. Naomi les pidió que no me dejasen ir y mucho menos conducir. Ella tomaría el metro para buscarme y llevarme directamente al oncólogo, a quien contactó mientras iba en camino. Naomi llegó a recogerme a media tarde; conversó con mis clientes y me llevó en metro a ver al doctor Feunn, mi oncólogo, a quien le explicó la situación.

Naomi me contó luego que solo hablé en español, pese a que el doctor me hablaba en inglés. El médico me preguntó cómo me sentía y le respondí en español. Me preguntó por la fecha de mi cumpleaños y me costó contestar, aunque finalmente lo hice y la respuesta fue correcta, aun cuando en español. Me pidió que le dijera qué día era y respondí erróneamente. Finalmente, me preguntó quién era nuestro presidente y contesté "Ronald Reagan", quien lo había sido dieciséis años atrás. Recuerdo vagamente estar sentado frente al doctor, pero poco más. Naomi me comentó luego que, ante mis respuestas, mi tartamudeo y mi comportamiento, había ordenado que me hospitalizaran y me hiciesen una resonancia magnética del cerebro.

Al día siguiente, nos leyeron el diagnóstico de un tumor de melanoma de tres centímetros de radio que ejercía presión sobre el lóbulo frontal, la parte del cerebro que se encarga de nuestras habilidades cognitivas, tales como la expresión emocional, la habilidad de resolver problemas, la memoria y lenguaje, lo que explicaba mi comportamiento en esos días. Al mediodía, adhirieron unos círculos por toda mi cabeza y me practicaron otra resonancia, para que el neurocirujano pudiese precisar por dónde debía cortar para extraer el tumor.

Nosotros, que habíamos comenzado a regularizar nuestra situación económica, nuestras actividades y las de nuestros hijos, volvíamos de nuevo al temor, la ansiedad y la incertidumbre. Mi montaña emocional estaba llena de altos y bajos: a veces la cumbre parecía estar cerca, cuando repentinamente aparecía un valle. Sentía que esa montaña crecía en tamaño y era imposible de mover, que nos quería robar la fe. Concluí: "Familia, no tenemos otra opción sino comenzar de nuevo. Dios nos está apretando, pero sé que no nos va a ahorcar".

Nunca desesperes, incluso en los peores momentos, pues de las nubes más negras cae agua limpia y fecundante.

MIGUEL DE UNAMUNO

Al día siguiente, temprano por la mañana, me ingresaban al quirófano para mi quinta cirugía, esta vez una craneotomía que duró casi ocho horas. Debo decir que en mis momentos lúcidos sentía mucho miedo y preocupación; de hecho, recuerdo la lista de complicaciones que podían ocurrir durante la cirugía y verdaderamente eran terroríficas.

La operación fue exitosa; lograron extraer el tumor completo y, milagrosamente, la única advertencia que me hizo el neurocirujano fue que probablemente me quedaría un área hueca en la parte superior de la frente, lo cual ocurrió, pero, a cambio, no tuve un ACV ni problemas motores o de habla. Me sentía como si hubiese nacido de nuevo. Esta vez, unas cuatro semanas después de la craneotomía, recibí seis semanas de radiación durante cinco días a la semana. Esas radiaciones me comenzaron a debilitar hasta tal punto que lo único que quería era dormir después de recibirlas, y obviamente comencé a perder el cabello.

A las cuatro semanas de tratamiento, me hicieron una resonancia magnética del cerebro que salió positiva, con tres tumores adicionales. Por el tamaño de los tumores, la radióloga recomendó aplicar la cirugía Gamma Knife, una técnica quirúrgica complementaria a la cirugía convencional, pero sin los riesgos inherentes, especialmente desarrollada para tratar enfermedades neurológicas (cerebrales). La idea era erradicar esos tumores, que aún eran pequeños, y a su vez finalizar las dos semanas de radioterapia que me quedaban.

¿Hasta cuándo, Dios mío? ¿Hasta cuándo? Esa vez decidimos no decirles a los niños. Ellos sabían que estaba recibiendo radioterapia y se habían acostumbrado a ver a su papá sin pelo y un tanto delgado. Yo diría que se habían rendido ante una realidad de cirugías, tratamientos, remisiones; otra vez cirugías, tratamientos, remisiones, etc.

El Gamma Knife —mi sexta cirugía— es un procedimiento quirúrgico ambulatorio, de modo que, ya que no me iban a hospitalizar, simplemente aparenté que iba a un día más de radioterapia. En mi caso, se tomaron cuatro horas aplicando láser a través de un casco que me habían atornillado en la cabeza. Sí, literalmente lo atornillan, aplicando anestesia local en los lugares donde penetran los tornillos especiales, no puntiagudos, en el cráneo. El protocolo es hacer seguimiento unas semanas luego del procedimiento quirúrgico, así que terminaron mis radioterapias y, unas semanas después, me hicieron otra resonancia de seguimiento. Los resultados indicaban que los tres tumores habían sido erradicados. ¡El procedimiento había funcionado!

En el mes de marzo de 2009, durante una resonancia de seguimiento, aparecieron tres tumores adicionales, y una vez más eran lo suficientemente pequeños como para volver a utilizar el procedimiento quirúrgico Gamma Knife: mi séptima cirugía. De nuevo, unas seis semanas después me practicaron otra resonancia, así como una PET/CT (tomografía por emisión de positrones) para el cuerpo entero. Los resultados indicaron que no tenía lesiones adicionales en el resto del cuerpo ni en el cerebro. Sin embargo, de los tres tumores tratados con el Gamma Knife, dos de ellos —localizados en el lóbulo occipital— ni redujeron su tamaño ni crecieron, pero, por su ubicación, no eran operables. El tercero, localizado en el lóbulo parietal izquierdo, había aumentado considerablemente de tamaño y estaba aproximándose al área motora del habla. El doctor nos advirtió que había que extraerlo lo antes posible, y probablemente con anestesia local, para asegurarse de que no me fuese a afectar el habla.

Amigo lector: como persona de fe, siempre traté de ver la luz al final del túnel por el que estaba pasando, pero mis esperanzas se tambaleaban ante el panorama de recurrencias en mi cerebro; y ahora, por vez primera, con tumores no operables. La ansiedad y las descargas de adrenalina se hicieron mis amigas. La negación no existía; para mí era demasiado real lo que estaba ocurriendo; más bien podría decir que mantuve una posición de dignidad frente a mi situación. Luego de casi siete años en ello, cansado y frustrado, en esa montaña tan empinada, me decía a mí mismo: "No me voy a rendir".

En el reino de las ideas, todo depende del entusiasmo; en el mundo real, todo depende de la perseverancia.

JOHANN WOLFGANG VON GOETHE

En junio de 2009, me hicieron una resonancia preoperatoria para que el neurocirujano nuevamente pudiese precisar por dónde me abriría para extraer el tumor. Al día siguiente, el doctor entró a mi habitación con una sonrisa de oreja a oreja. "Sr. Córdoba, le tengo dos buenas noticias; ¿cuál quiere que le diga primero?". Resultó ser que el equipo médico encargado de mi cirugía había tenido una junta médica en conferencia con neurocirujanos de la clínica Anderson, en Houston, y habían concluido que no era necesario operarme con anestesia local; la segunda buena noticia era que los dos tumores no operables no habían aparecido en las imágenes de la resonancia. El doctor nos explicó que verificaría esta noticia al practicar la resonancia postquirúrgica.

Una vez más al quirófano; una vez más la angustia y el miedo para mi esposa, mis hijos, mi padre y mis amigos; una vez más posibles ACV y, en aquella oportunidad, el riesgo de afectar mi habla. Siete horas en octava cirugía y, gracias a Dios, todo salió bien, sin ACV ni problemas de habla. Luego de la resonancia postquirúrgica, se verificó que el tumor había sido extraído en su totalidad y que los otros dos, en efecto, habían desaparecido.

Más adelante en el libro, comparto con ustedes algunas reflexiones sobre el poder de la fe y de la oración, que tienen mucho que ver con esta "repentina desaparición" de los dos tumores. Parecía que finalmente estaba moviendo a un lado mi montaña, aunque en el camino perdí a otros dos amigos que había conocido, con los cuales compartía y quienes me brindaban mucho apoyo.

Reflexionando sobre esto, pienso en mi experiencia durante esos diez años y en cómo al principio me preguntaba: "¿Por qué a mí?". Luego, a medida que pasaban los años y perdía a mis amigos me preguntaba: "¿Por qué ellos y no yo?", hasta que, al final, en lugar de preguntarme: "Por qué a mí", comencé a preguntarme: "¿Para qué?".

A principios del 2012, durante mi rutinario examen PET/CT, apareció un tumor localizado profundamente entre la cadera y el glúteo izquierdo; y, luego de una resonancia que verificó su posición y su tamaño, se procedió a realizar mi novena cirugía, la cual, por la localización del tumor, requirió una incisión larga y profunda a través del glúteo. Gracias a Dios todo salió bien. Esa vez me aplicaron un nuevo tipo de radioterapia, basada en catéteres —unos doce— que insertaron a través de mi glúteo para que la radiación pudiese llegar efectivamente a la zona donde se encontraba el tumor sin afectar mi piel. De las ahora nueve cirugías, aquella fue la más difícil en términos de mi recuperación, debido a que, por la incisión realizada a través de mi glúteo y los catéteres incrustados, durante las dos semanas de radioterapia no podía sentarme ni acostarme cómodamente. Me dije: "Definitivamente, aún queda un poco de montaña por mover". Bueno, eso pensé...

Llevaba al menos dos años en mi viaje holístico y natural, pero aun así elegí hacer el tratamiento. Me gustó la idea de llegar efectivamente al área donde estaba el tumor sin afectar la piel. Mi lógica era que el uso de la nueva forma de tratamiento dirigido y menos tóxico no afectaría al resto de mi cuerpo.

En el mes de julio de 2012, apareció otro bichito a milímetros del ano. ¿Qué tal? ¡Adivinen! Sí, amigos: otra vez al quirófano para una nueva cirugía, la décima. Esa vez opté por no recibir tratamiento. El cirujano que me practicó las dos operaciones en el glúteo y muy cerca del ano me aseguró que serían las últimas y, gracias a Dios, cinco años después, el doctor estaba en lo cierto: no habían aparecido más bichitos.

Diez cirugías en diez años, radio y quimioterapias e innumerables biopsias. Finalmente pude afirmar que había logrado mover mi montaña de cáncer avanzado, pero estoy claro en que en la vida siempre aparecen montañas por mover y siempre estaré dispuesto a moverlas.

He estado libre de cáncer durante ocho años y sigo viviendo mi estilo de vida de salud integral. Hoy enseño a otros cómo prevenir enfermedades o recobrar su salud sin recurrencias mediante el logro de un equilibrio entre cuerpo, mente, emociones y alma.

Se te ha asignado esta montaña para enseñar a otros que se puede mover.

ANÓNIMO

Peleando contra el oponente

Cualquiera puede rendirse, es lo más fácil del mundo. Pero mantenerse firme cuando todos los demás entenderían que te rindieras, esa es la verdadera fuerza.

CHRIS BRADFORD

Comencé a jugar tenis a los seis años y a los diez ya competía en torneos. En mi adolescencia, formé parte de la selección nacional juvenil y luego obtuve una beca universitaria en los Estados Unidos para jugar la liga de primera división de la National Collegiate Athletic Association. Gracias a la ayuda de mis profesores y entrenadores físicos, aprendí a estudiar las fuerzas y debilidades de mis oponentes. También me enseñaron cómo relajarme y visualizar el partido para incrementar mis oportunidades de ganar. Estas técnicas me ayudaron mucho y siempre obtuve buenos resultados. Estudiaba a mis adversarios y me visualizaba triunfador.

Ser jugador de tenis de competencia no es fácil, sobre todo a temprana edad, ya que es un deporte individual. En este sentido, tuve que superar muchos desafíos, especialmente cuando oía a otros hablar de sus jugadores favoritos y de lo difícil que era vencerlos, o cuando escuchaba comentarios acerca de que habría sido mejor para mí estar en la otra parte del cuadro para así tener mejores oportunidades de ganar algunos partidos. También podía ocurrir, en ocasiones, que me sintiera mal físicamente, pero de igual forma tenía que jugar el partido.

Tuve que aprender a evitar las influencias negativas de los demás, e incluso las propias, y salir a jugar para ganar sin temor a perder. Si aceptamos las afirmaciones cargadas de negatividad provenientes de los demás, sin duda terminaremos construyendo una montaña mental que en última instancia se convertirá en un obstáculo para que podamos alcanzar nuestras metas.

Todos tenemos montañas que escalar. En ese momento, mi montaña era superar los obstáculos mentales creados por mis propios miedos y las afirmaciones influyentes de los demás sobre mis habilidades para el juego o sobre las habilidades de mis oponentes. Los deportes de equipo, que disfruté mucho cuando crecí, fueron mucho más fáciles a la hora de ganar o perder. Pude haber tenido un desempeño horrible pero mi equipo podía ganar de todos modos; y si perdíamos, lo hacíamos como grupo. En el tenis, solo puedes vencer a tu oponente o perder ante él; estás solo en la cancha. No es esta una tarea fácil de manejar, independientemente de la edad.

Podrías preguntarte: ¿por qué y para qué compartir toda esta historia sobre mis años de tenis? Mi respuesta, en pocas palabras, es que existe una gran similitud entre lo que describo y el hecho de pasar por el shock y el proceso psicológico de ser diagnosticado con cáncer. La actitud que adopté con respecto a mi enfermedad fue la de verla como un oponente más contra el cual competir. No te preocupes si no tienes experiencia en competiciones deportivas, porque todos nacimos con un instinto de supervivencia competitivo interno y este es el momento de usarlo.

Ahora, permíteme unas palabras sobre la reputación de este oponente, el **CÁNCER** —con letras mayúsculas y en negrita—. A través de los años, este adversario golpeó a algunos de mis parientes y amigos, incluida mi querida madre, quien falleció tres semanas antes de mi propio diagnóstico. Estaba asustado, ¡muchísimo!, pero al igual que cuando era un jovencito y me encontraba a pocos minutos de tener que ingresar a la cancha para competir, decidí enfrentarme a este contrincante y asesino físico, mental y emocional que me rondaba desde muy joven.

Estaba abrumado, intimidado, estresado, vulnerable y preocupado, pero tracé un plan para ser lo más fuerte que fuera posible ante este nuevo oponente. Comencé a buscar sobrevivientes con diagnósticos similares o iguales a los míos; leí libros con testimonios de sobrevivientes y busqué la mayor cantidad posible de estadísticas sobre mi tipo de cáncer. Pensé que cuanto más supiera acerca de este adversario, mayores posibilidades tendría de prepararme y ganar.

Pensé que encontrar casos de otras personas que hubiesen salido victoriosas sería muy alentador para mí. Esos seres humanos que superaron sus probabilidades serían mis modelos a seguir y la motivación que necesitaba para jugar el partido más importante de mi vida; me ayudarían a creer que yo también podría salir victorioso, que yo también podría mover mi montaña... ¡La fe con acción mueve montañas!

Encontré algunos sobrevivientes de cáncer avanzado, los cuales se esmeraron, con disposición, en hablar y motivarme. Es increíble cuán rápido nos hicimos amigos y cuánto nos parecíamos. Poder hablar con estas personas y darme cuenta de que habían sentido lo mismo que yo estaba sintiendo en ese momento me ayudó mucho. No estaba solo; había otros que habían caminado por la misma senda y que definitivamente me daban una gran sensación de esperanza.

¿Por qué crees que escribí la palabra **CÁNCER** en letras mayúsculas y en negrita? Porque la mayoría de las personas ven el cáncer como un monstruo gigante que quiere robar su salud, sus sueños y sus vidas. ¡Yo fui uno de ellos!

Cuando me enfermé, la madrina de mi hijo mayor me regaló un maravilloso libro titulado *No hay nada como la esperanza*, escrito por Vickie Girard, una sobreviviente de cáncer. He aquí una cita de su libro que me ayudó mucho: "Describo el cáncer como la palabra que, en todos los idiomas, la mente ve en letras mayúsculas".

La señora Girard sugiere que las personas vean la palabra en minúsculas: "cáncer", para reducir el tamaño y el poder de la palabra en sí. ¡Totalmente de acuerdo! Comencé a visualizar la palabra "cáncer" en minúscula y en una fuente muy pequeña. Después de todo, estas diminutas células son tan mínimas que no se pueden ver a simple vista. Te animo a que te detengas por un momento y una vez más leas y asimiles la cita anterior.

Basado en mi propia experiencia, estoy convencido de que la batalla no es solo física, sino también mental, emocional y espiritual. Creo que hay una causa raíz que desencadena el cáncer, y estoy convencido de que poseemos herramientas internas y externas, que incluyen a nuestra familia y amigos, para ayudarnos a triunfar.

Comencemos con la mente, la herramienta más poderosa que Dios diseñó para nosotros los seres humanos.

El doctor Joseph Murphy, autor del libro *El poder del subconsciente*, señala: "Entretén tu mente con conceptos de armonía, salud, paz y buenas intenciones y sucederán maravillas en tu vida".

Todos tenemos nuestros propios miedos, creencias y opiniones internas. Estas suposiciones gobiernan nuestras vidas. Una creencia no tiene poder en sí misma; su poder surge del hecho de que tú la aceptas mentalmente. Cuando siembras en tu mente subconsciente, cosecharás también en tu cuerpo. Nuestras mentes son, sin duda, una herramienta poderosa y esencial para nuestro proceso de sanación. ¿Puedes visualizar el cáncer en minúscula y en una fuente muy pequeña? ¿Puedes ver una dócil y luminosa luz que fluye por tu cuerpo limpiando tu enfermedad? No te preocupes, hay muchos ejercicios para ayudarte a sembrar pensamientos curativos en tu mente subconsciente que más adelante compartiré contigo.

Ahora bien, hay algo que debes aceptar lo antes posible: tú eres dueño de tu situación actual ¡y nadie más lo es! Ni tu esposa o esposo, ni tus hijos, ni tus amigos, ni tus médicos o enfermeros, ¡eres tú quien se despierta todas las mañanas y debe ocuparse de eso! Es importante entender que, en definitiva, eres tú el responsable de hacer cuanto sea posible para recuperar tu salud. Eso no quiere decir, en absoluto, que no necesites personas a tu lado. ¡Ciertamente las necesitas!

Ahora reemplacemos los términos "partido de tenis" por "**LUCHA** contra el cáncer". ¡Imagínate que tú eres el jugador y que tienes un equipo de amigos, familiares, médicos, terapeutas, nutricionistas, líderes espirituales y compañeros sobrevivientes que te apoyan y animan para ayudarte a ganar! Sin duda te ayudarán y motivarán, pero al final eres tú el jugador que pisa la cancha para jugar tu partido...

Poniendo muros alrededor de tu sufrimiento, te arriesgas a dejar que te devore por dentro.

FRIDA KAHLO

Cuanto más preparado estés, mejores serán las posibilidades de ganar. La preocupación, la ansiedad y el miedo pueden interferir con el ritmo normal de nuestros corazones, pulmones y otros órganos, lo que debilita nuestro sistema inmunológico, al que definitivamente necesitamos mantener fuerte para la lucha.

> *Si alimentamos nuestro subconsciente con*
> *pensamientos de armonía, salud y paz,*
> *entonces todas las funciones de nuestro cuerpo*
> *volverán a ser normales.*
>
> DR. JOSEPH MURPHY

Todo esto puede parecer mágico, pero te aseguro que con la práctica se vuelve real y natural. Para poder lograrlo, necesitamos darnos tiempo para retirarnos, respirar profundo, reducir la velocidad y relajarnos, de modo que seamos capaces de alimentar nuestras mentes con pensamientos de armonía, paz y salud. La clave es hacerlo un hábito, y eso, por supuesto, requiere práctica. Este es el camino que elegí caminar y tú también puedes seguirlo.

Hay muchas grabaciones de meditación y relajación guiadas, en Internet, que puedes usar. Al final del libro comparto contigo algunos enlaces para que comiences. Aparta entre diez y quince minutos al día para alimentar pensamientos y sugerencias positivas y curativas; sé que te ayudarán mucho desde el momento en que comiences.

Hay otros componentes importantes en la búsqueda de la salud. Uno de ellos, fundamental, es la nutrición.

Durante mi batalla contra el cáncer escuché muchos comentarios sobre dietas y recetas, sugerencias de amigos, familiares, amigos de amigos, colegas, etc. Cuando se trata de ofrecer consejos sobre alimentación mientras se está enfermo de cáncer, hay muchas personas dispuestas a compartir todo acerca de cualquier tipo de comida milagrosa o receta que aparentemente cura la enfermedad. Estos comentarios, aunque bien intencionados, a menudo se contradicen; hay suficiente información como para dejarnos totalmente confundidos. Puedes, de manera diplomática, escuchar a estas personas; pero, por favor, también haz tu propia investigación. Una cosa es cierta: la dieta es esencial para tu proceso de sanación, y para aquellas personas que no están enfermas, un factor importante para prevenir cualquier enfermedad.

Me sorprende cuánto amor le ponen y cuánto esfuerzo hacen las personas para mantener sus plantas bien nutridas y a sus mascotas sanas; sin embargo, no parecen preocuparse por sus propios hábitos alimenticios. Aprenden lo que es mejor para sus plantas y mascotas, así como el tipo de gasolina y el mantenimiento que necesitan sus vehículos para que el motor funcione bien; no obstante, no parecen preocuparse mucho por el combustible que ingieren sus cuerpos.

Escribí un capítulo sobre la nutrición y sobre la importancia de un pH sanguíneo equilibrado que podrás leer más adelante.

Debido a la imprevisibilidad y terquedad del melanoma, me sometieron a varios tratamientos. Fue una especie de exploración de lo que funcionaría mejor para mí. Sentí que mis maravillosos médicos y enfermeras actuaban de modo reactivo, siempre un paso por detrás de la evolución de mi enfermedad. La industria todavía estaba buscando protocolos de tratamiento para el melanoma. Me suministraron tratamientos de interferón, radioterapia y quimioterapia, pero ninguno funcionó. Por el contrario, sentí que todo aquello literalmente me enfermaba más y al final no obtuve resultados positivos.

La enfermedad siguió apareciendo. Mi oncólogo y su equipo, tan conocedores y dedicados, no daban con la fórmula correcta. Estoy sorprendido ante la cantidad de pacientes a los que tratan a diario y lo dispuestos que están a luchar contra la enfermedad. Sin embargo, su lista de pacientes sigue creciendo. No quisiera estar en su posición.

¿Qué está pasando? ¿Es que acaso se está convirtiendo esto en una epidemia? ¿Qué se puede hacer? ¿Cómo lo evitamos? ¿Qué alternativas o complementos hay para luchar, o incluso para reemplazar las formas actuales de tratamiento? ¿Hay iniciativas centradas en la prevención, en lugar de reaccionar cuando se manifiesta la enfermedad en nuestros cuerpos?

Tuve la suerte de ser tratado por médicos y enfermeras increíbles, talentosos y dedicados, pero empecé a preguntarme si estaban asumiendo el enfoque correcto para ayudarme a superar mi situación. Para otros quizás la respuesta puede ser que sí, porque la quimioterapia y la radiación siguen siendo protocolos populares que ayudan a muchos pacientes, pero a mí no me estaban ayudando con el melanoma. No tengo nada en contra del campo médico; por el contrario, estaré eternamente agradecido por la atención que recibí de ellos y agradezco a Dios por los cirujanos que eliminaron todos los tumores en mi cuerpo, incluidos los de mi cerebro; sin ellos no estaría aquí hoy.

Debo decir sin embargo que, en relación con los tratamientos, comencé a sentirme como un conejillo de Indias. Después de algunos años experimentando con terapias convencionales, concluí que no funcionaban para mí. El patrón era: cirugía, luego tratamiento, remisión, cirugía de nuevo, luego tratamiento y así sucesivamente. Fue agotador; ya estaba cansado; no quería pasar por ese ciclo una y otra vez.

Finalmente, probé un enfoque distinto y fui a ver a un experto en medicina alternativa no invasiva y natural que, después de entrevistarme y chequearme, me explicó que todas las enfermedades se originan a nivel de las células y no a nivel de los órganos, y que, al desintoxicar nuestros cuerpos, nuestras células comienzan a regresar a su estado natural, al saludable estado original con el que fuimos diseñados.

Como mencioné anteriormente, escribí en detalle sobre la importancia de la nutrición para mi proceso de sanación. Por ahora puedo decir que a través de ella encontré una forma nueva y potente, junto con la mente —a través de la oración y la meditación, las afirmaciones, la visualización y una actitud positiva— para recuperar la salud y ganar la lucha.

Hay dos componentes adicionales que son igualmente importantes para nuestro bienestar general. Ellos son las emociones y la espiritualidad.

Después de encontrar una forma nueva y poderosa de nutrición, oración y meditación, afirmaciones, visualización y una actitud positiva para recuperar la salud, trabajé en mi desorden emocional y en mi espiritualidad para vencer la resistencia de este oponente.

Unos meses después de ser diagnosticado con cáncer y luego de mi primera cirugía, me inscribí en un retiro de fin de semana con la intención de llevar a mi padre, porque seis meses después del fallecimiento de mi madre aún le costaba mucho seguir adelante. Con base en los comentarios positivos que había escuchado sobre el retiro, y debido a lo que estábamos pasando por la pérdida de mamá y por mi diagnóstico, pensé que sería beneficioso para ambos asistir.

Mi intención era realmente ayudar a mi papá en primer lugar, pero ignoraba todo lo que el fin de semana realmente implicaría, tanto para mí como para él y para todos a un nivel muy personal. Tampoco sabía que terminaría sirviendo a otros en retiros posteriores y mucho menos que lideraría uno.

En retrospectiva, después de servir en retiros y dirigirlos, aprendí que la gente comete muchos errores, a menudo hace daño a otros o es objeto del daño causado por los errores de otras personas. Es muy común que no manejemos estas emociones correctamente y las mantengamos en algún lugar dentro de nosotros, lo que resulta muy nocivo. Comenzamos a experimentar cambios de humor, infelicidad, enojo y remordimiento, todo lo cual crea y acumula estrés y, por lo tanto, tiene un impacto en nuestra salud física y mental.

Guardarse las emociones puede causar un estado constante de elevación de las hormonas de estrés que el cuerpo no debe contener por largo tiempo. Una constante elevación de las hormonas del estrés, tales como la adrenalina y el cortisol, puede debilitar su sistema inmunológico.

DOCTORA LISA RENE REYNOLDS

Hace varios años, leí un libro de Daniel Goleman titulado *Inteligencia emocional*. Me ayudó a entender cómo mis emociones podían controlar mi comportamiento. Cuando me enfermé de cáncer y comencé a leer textos un poco más espirituales y holísticos, comencé a prestar mucha más atención a mi estado emocional y particularmente a sus posibles efectos negativos sobre mi salud.

La declaración de la cita anterior "guardarse las emociones" tocó mis fibras y me hizo reflexionar, de corazón y honestamente, con la intención de dar con aquellos acontecimientos que sucedieron en mi vida que me causaron heridas y me llevaron a acumular fuertes sentimientos de tristeza, ira y ansiedad. También analicé profundamente si no me habría construido una máscara que me había impedido liberar sentimientos tales como el perdonar o ser perdonado. Me pregunté si no tendría sentimientos guardados que contribuirían a debilitar mi sistema inmunológico y que necesitaba dejar ir. A través del silencio, la oración y la meditación, comencé a encontrar todo aquello que había guardado y me aseguré de dejarlo salir. Sentí como si hubiesen quitado de mis hombros una pesada carga.

Por último, pero no menos importante, viene el factor espiritual. Mucha gente vincula inmediatamente la espiritualidad con la religión, pero si bien una persona religiosa es espiritual, una persona espiritual no necesariamente tiene que ser religiosa. Como cristiano católico, inicialmente recurrí a mi parroquia para orar y apoyar a mis fieles y comprometidos hermanos y hermanas. Como mencioné anteriormente, caminé por el retiro de Emaús y por el seminario de Vida en el Espíritu, un poderoso retiro carismático. Fui a varias misas de sanación y grupos de oración, y varias veces recibí la imposición de manos.

Al final tomé todo cuanto aprendí y lo puse en acción. Parecía que el universo se estaba alineando y me había juntado el rompecabezas. Experimenté una especie de confirmación de que cuando buscamos, encontramos.

Escribí un capítulo sobre el poder de la fe y otro sobre el poder de la oración que podrás leer más adelante.

Comprender la importancia de contar con tu equipo de entrenamiento y apoyo, estar consciente de que eres el dueño de tu enfermedad y, por lo tanto, de que debes prepararte física, mental, emocional y espiritualmente, son factores cruciales para luchar contra ese adversario y recuperar tu salud.

Hoy en día continúo manejando mi equilibrio físico, mental, emocional y espiritual, planificando vivir una vida saludable y con propósito, y usando mi tiempo y talentos para el bien de todos. Podría resumirlo en la fórmula: vivir en bienestar, aprender y compartir durante mi camino.

Gracias a Dios estoy aquí. Igual que todos ustedes, no tengo idea de cuándo me iré. Mientras tanto, todos los días, cuando me levanto y abro los ojos, doy gracias tres veces: una, por mi salud; otra, por mi familia, y otra por la oportunidad de hacer cada día una buena acción, tal como ayudar a las personas a prevenir, curarse o evitar la recurrencia del cáncer.

Puedes ser una víctima o un sobreviviente de cáncer.
¡La decisión está en tu mente!

DAVE PELZER

El proceso de sanación

Estamos diseñados para ser saludables; somos nosotros los que permitimos que el medioambiente y nuestros egos controlen nuestras vidas y terminamos abusando de nuestro cuerpo físico, de nuestras emociones y de nuestro bienestar mental.

Recuerdo el día exacto en que podría decir que mi proceso de sanación comenzó.

Muchas personas optan por cerrar la puerta y encerrarse dentro de sí mismas, a solas con su cáncer. Debo decir que una gran parte de mi proceso de curación consistió en dejar el cáncer en casa y en salir a hacer todo lo que siempre me gustó hacer, sin importar cómo me sintiera física, mental o emocionalmente.

Durante mis diez años de batalla, he aprendido muchas lecciones que han quedado impresas en cuadernos y diarios que escribía a primeras horas de la mañana, especialmente durante los fines de semana, mientras esperaba la salida del sol en las orillas de South Beach, en Miami Beach.

A lo largo de repetidas recurrencias y remisiones, he tenido muchas oportunidades de reflexionar sobre la familia y los amigos, sobre mi responsabilidad de cuidar y amar este hermoso planeta, sobre la experiencia sanadora de ayudar a los demás desde el corazón sin esperar nada, y también de aprender por mi cuenta que los milagros suceden cuando un canal se abre entre una persona que está sinceramente dispuesta a dar y una persona que está sinceramente abierta a recibir. Cuando esto sucede, permitimos que Dios haga milagros.

Tristemente, no nos sentimos cómodos recibiendo, y muchas veces terminamos bloqueando las bendiciones sanadoras que aparecen en nuestro camino. Es mucho más fácil dar que recibir. Este regalo de Dios es tan importante que dediqué un capítulo a cómo aprender a recibir.

Sigue siendo esencial para mi salud y mi bienestar el comprender la importancia de cuidar bien de mi cuerpo, de mi mente, de mis emociones y de mi espíritu, desarrollando una actitud de agradecimiento por las bendiciones que recibo diariamente, en especial por el hecho de estar vivo y sano, por el poder de la oración y la meditación, por poder ser amable y servir a otros, y —lo que es muy importante— por haber aprendido a recibir y permitir que otros me amen y cuiden de mí.

Cuando nos enfermamos, inmediatamente pensamos en un médico y en qué medicamentos nos recetará con el fin de curar nuestras enfermedades y devolvernos nuestra salud. Me parece interesante resaltar cómo cuando estamos enfermos el valor de ser saludables se vuelve incalculable. Piensa en los casos de una fractura de huesos, de una gripe fuerte, de un ataque al corazón o de cualquier otra dolencia del cuerpo. ¡Imagínate cuando la enfermedad es más grave, como ocurre cuando eres diagnosticado con cáncer! Todo lo demás se vuelve secundario; la salud se convierte en nuestra posesión más importante y nos centramos en cuidar de nosotros mismos en la búsqueda de la recuperación.

Estimado lector: si has sido diagnosticado con cáncer y estás en proceso de tratamiento, no cierres la puerta ni ocultes tu situación; ábrela y permite que la gente te ayude y te ame; permite que Dios y su poder sanador fluyan hacia dentro de ti; permite que entre en tu vida. Ten en cuenta que la puerta de nuestro corazón no tiene una manilla en el exterior; solo se puede abrir desde el interior.

> *¡Aquí estoy! Me paro frente a la puerta y golpeo. Si alguien oye mi voz y abre la puerta, entraré y comeré con esa persona, y ella conmigo.*
>
> **APOCALIPSIS 3, 20**

Lo que nunca me imaginé fue que el amor y el poder de sanación de Dios me serían dados a través de tantas personas, incluyendo algunas que yo no esperaba lo hubiesen hecho, o algunas de las que no había escuchado durante años.

Permitir que otros te amen y cuiden de ti es una pieza esencial para la sanación. ¡El amor es esencial, el amor cura, el amor es para siempre!

A todos los ángeles que nos dieron (a mi familia y a mí) amor, apoyo y consuelo:

- A ti, Naomi: no solo te encargaste de los niños, sino que te ocupaste de mí como si se tratase de otro dependiente. Todavía me asombra lo fuerte que eres, y cómo fuiste, además, la única fuente de ingresos mientras yo estaba enfermo. ¡Qué increíble experiencia curativa la de orar juntos cada noche! Recuerdo quedarme dormido tranquilamente y despertar ocasionalmente al escuchar el sonido de tu voz, todavía orando por mí y por nuestra familia. ¡Gracias! ¡Dios te bendiga!
- A mis hijos Alejandro, Nicholas, Thomas, Andrés y Claudia, la mayor motivación para mí. ¡Gracias! ¡Dios los bendiga!
- A mi suegra, Vina. Prácticamente te convertiste en mi segunda madre después de haber perdido a mi querida mamá. Te recuerdo viniendo a casa y ocupando todo tu tiempo con nosotros. Tu amor es insuperable. ¡Gracias! ¡Dios te bendiga!
- A ti, profe Savy, que me enseñaste a jugar al tenis y a competir. A ti, que años más tarde viniste a verme jugar la final del Nacional Venezolano Abierto y más tarde me invitaste a almorzar con la única intención de darme un libro que dijiste que no solo me ayudaría a ganar partidos y torneos, sino —lo más importante— que me ayudaría a lo largo de mi vida adulta. Poco sabía que lo que aprendí del libro me ayudaría a combatir el cáncer. ¡Gracias! ¡Dios te bendiga!

- A ti, tía Rufy, que de inmediato me regalaste un libro increíble y alentador: *No hay nada como la esperanza*, el cual me trajo consuelo, aliento y paz. ¡Gracias! ¡Dios te bendiga!
- A ti, Julia, que me enviaste una hermosa bromelia junto con una copia del libro *Mi vuelta a la vida* de Lance Armstrong, perfectamente elegido para mí por mi condición de atleta competitivo y el cual me dio gran motivación para luchar contra la enfermedad. ¡Gracias! ¡Dios te bendiga!
- A ti, tía Aida, que me llamaste cada semana desde la costa oeste para saludarme y decirme que estabas orando (en tus oraciones de la mañana y de la tarde) por mi sanación y por nuestra familia, y que muchas veces nos enviaste un cheque de tu fondo de jubilación. ¡Gracias! ¡Dios te bendiga!
- A todos ustedes, ángeles (son muchos y todos saben quiénes son), que nos trajeron alimentos para ayudarnos y dar un descanso a Naomi. ¡Gracias! ¡Dios los bendiga!
- A todos ustedes, familiares y amigos, quienes con mucho amor nos ayudaron financieramente. ¡Gracias! ¡Gracias! ¡Dios los bendiga!
- A ti, Juan, que llamabas a la puerta temprano en la noche solo para decir que pasabas para saber cómo estaba y para traer una parte de tu cena familiar. ¡Gracias! ¡Dios te bendiga!
- A todos ustedes, guerreros de oración, hermanos y hermanas de América del Norte, del Sur y Central, España, Alemania y Polonia, que crearon una increíble

y poderosísima cadena, plena del poder curativo del amor a través de la oración. ¡Gracias! ¡Gracias! ¡Dios los bendiga!
- A ti, Thomas (Cachorro). Crecimos juntos (desde nuestros vientres maternos), dormimos en la casa del otro, compartimos todo. Gracias por visitarnos tan a menudo, por jugar al tenis con mis hijos mientras yo estaba enfermo en la cama, por llevarme a mis tratamientos en el hospital solo para hacerme compañía, por estar a mi lado en tiempos buenos y malos, por ser mi amigo y hermano. ¡Gracias! ¡Dios te bendiga!
- A usted, padre Joaquín, quien durante la misa ofreció la consagración por mi sanación. La cálida sensación que fluyó a través de mi cuerpo fue sin duda curativa. ¡Gracias! ¡Gracias! ¡Dios lo bendiga!
- A ti, Stefano, compadre. Crecimos juntos. A ti, que lloraste conmigo cuando terminaste de leer sobre la gravedad de mi diagnóstico en el *New England Journal of Medicine*; a ti, que silenciosamente reunías a nuestros amigos más cercanos y a mi esposa, Naomi, para discutir la posibilidad de ayudar, como familias sustitutas, a cada uno de nuestros hijos; por ser mi amigo y hermano. ¡Gracias! ¡Dios te bendiga!
- A ti, Carlos (Brujita), que dejaste tus ingresos del campamento de verano para volar a Miami y quedarte con nosotros durante todo un mes, para ayudar durante esa etapa; por cortar el césped de nuestro patio, comprar comestibles y llevar a los niños al campamento de verano, por ser mi amigo y hermano. Tú, que desde

niños prácticamente te mudabas a vivir a nuestra casa cada verano en Venezuela. ¡Gracias! ¡Dios te bendiga!
- A ti, Gabi, que me regalaste el CD de reiki y me presentaste al nutricionista del balance del pH para que me ayudara a desintoxicar mi cuerpo. Nunca me cobraste por tus clases de yoga y de meditación y me invitaste muchas veces a visitar a tu maestro. ¡Gracias! ¡Dios te bendiga!
- A ustedes, Fabio (Gabbiano), Andrè, Stefano, Alaichu, Thomas (Cachorro) y Gabi, quienes, entre todos, nos regalaron un fin de semana en un hotel spa, justo cuando me diagnosticaron metástasis en el cerebro. ¡Gracias! ¡Dios los bendiga!
- A ustedes, Miguel Ángel y Mechi, quienes no solo oraban constantemente por mi sanación, sino que me trajeron una imagen del Jesús de la Misericordia bendecida en la habitación de la hermana Faustina en Polonia. ¡Gracias! ¡Dios los bendiga!
- A todos los médicos y enfermeras que cuidaron de mí. El amor y la devoción por lo que hacen es una de las principales razones por las que todavía estoy aquí. ¡Gracias! ¡Dios los bendiga!
- A ti, Joanna, que me diste amor a través de muchos masajes gratis, acupuntura y sesiones de reiki. ¡Gracias! ¡Dios te bendiga!

¡Ustedes son mis ángeles, son las principales razones por las que sigo aquí hoy y tendrán eternamente un lugar en mi corazón, porque gracias a su apoyo mi mundo es mucho, mucho mejor! Que la luz de Dios brille a través de mí, difundiendo el amor, la amistad, la hermandad y la curación para ustedes...

¡¡¡Dios los bendiga!!!

Un regalo de vida

*No es cuánto damos sino cuánto amor
ponemos en dar.*

MADRE TERESA

Dos generaciones de jugadores de tenis del Altamira Tennis Club en Caracas, Venezuela, tuvimos la oportunidad de recibir clases con el maestro François Savy, probablemente uno de los mejores —si no el mejor— maestros de tenis del país. Y yo —siguiendo los pasos de mi padre— fui formado por el profesor Savy o, como lo llamábamos, el *Profe*, junto con muchos otros niños y niñas.

En las vacaciones de verano de 1983, mientras estudiaba en los Estados Unidos con una beca de tenis, fui a Venezuela a jugar el Campeonato Nacional Abierto. Llegué a la final y tuve que jugar contra Freddy Winkelman, un jugador prominente y uno de mis héroes y modelos. Freddy es siete años mayor que yo. Ambos fuimos entrenados por el *Profe*, quien apareció inesperadamente para ver el partido. Yo estaba feliz y honrado de ver a nuestro querido maestro entre el público; vino a ver a dos de sus exalumnos jugar la final del Campeonato Nacional

Abierto. En aquella época, el *Profe* era el director de tenis del Hotel Tamanaco en Caracas. No lo había visto durante años y supongo que Freddy tampoco.

Después de estar ganando la mayor parte del partido, Freddy remontó y me ganó en cinco sets en un partido de un poco más de cuatro horas. Después de la ceremonia de entrega de trofeos, lo primero que hice fue ir a saludar a mi maestro de la infancia; le di un abrazo y le agradecí por haber ido a ver nuestro partido. Me felicitó por haber jugado a tan alto nivel.

Unos días después de la final, cuando llegué a casa por la noche, mi abuela me dijo que el profesor Savy había llamado y había dejado su número de teléfono para que por favor le devolviera la llamada. Me agradó mucho que hubiera hecho todo lo posible por encontrar el número de teléfono de casa y que hubiera llamado. Le devolví la llamada al día siguiente y me invitó a almorzar en el Hotel Tamanaco. Me sentí privilegiado por su invitación. ¿Qué tal? ¡El *Profe* me estaba invitando a almorzar!

François Savy fue maestro y entrenador para todos nosotros; no solo por su trabajo en la cancha, sino por sus consejos constantes que, como chicos y chicas, asociábamos solo con el tenis, ignorantes como éramos de que más tarde terminarían siendo enseñanzas para toda la vida.

Para resumir nuestro almuerzo, el *Profe* me dijo que estaba impresionado por la forma en la que estaba jugando y prosiguió con una pregunta: "El partido era tuyo. ¿Lo sabes?". Asentí y le expresé que estaba un poco desanimado por no haber cerrado el partido en el cuarto set.

Luego me dijo, con su fuerte acento francés: "Sí. Perdiste la batalla mental, pero recuerda siempre que, ganando o perdiendo, hay mucho que analizar y aprender después de jugar un partido". Hablamos de mi expediente en los EE. UU., donde jugaba para la universidad de Nuevo México, así como sobre mis cursos de Ingeniería. Lo cierto fue que pasamos un rato muy agradable.

Justo antes del postre, me dio un trozo de papel con el título y el autor de un libro y me dijo que habría preferido dármelo en físico, pero que no lo había podido encontrar. Insistió en que debía leerlo porque iba a ayudar a impulsar mi carrera en el tenis universitario, pero también —y lo que era más importante— me ayudaría en todos los aspectos de mi vida. El título del libro es *El poder del subconsciente*, escrito por el Dr. Joseph Murphy.

La portada del libro tiene la siguiente cita: "Este libro te dará la clave para descubrir el inmenso poder interior que tienes a tu alcance".

Después de haberlo comprado en 1983 lo he leído varias veces y, en efecto, al poner en práctica cuanto leí y aprendí sobre la visualización, gané muchos partidos en mi último año en la universidad. También aprendí acerca de la diferencia entre la mente consciente y subconsciente. Un libro digno de tener en tu biblioteca.

Cada noche antes de acostarme y cada mañana antes de comenzar mis actividades diarias me relajaba, tomaba algunas respiraciones profundas y comenzaba a visualizar lo que quería que sucediera durante mis partidos; por ejemplo, concentrarme en la cancha e ignorar cuanto ocurriera fuera de ella. Visualizaba el final del partido sintiéndome muy bien por haber ganado y alegre por ser el vencedor mientras estrechaba la mano de mi oponente.

Aprendí a no expresarme negativamente acerca de mí mismo mientras jugaba mis partidos, a no pronunciar frases al estilo de: "¡Qué tonto! Deberías haber golpeado la pelota al otro lado de la cancha", o "¿Qué está pasando hoy que no te sale nada?", o "Pareces una tortuga; ¡hoy estás tan lento!". Tuve que practicar estos nuevos conceptos con mucha frecuencia, pero aprendí a guiar mi mente subconsciente diciendo y teniendo pensamientos constructivos, en lugar de destructivos, hacia mí mismo.

Lo que no sabía era que lo que había aprendido y practicado para mejorar mi tenis iba a acabar siendo una de las herramientas con las cuales, veinte años más tarde, vencería mi enfermedad, mientras que, desafortunadamente, otros pacientes a los que conocí con el mismo diagnóstico que el mío fracasarían en su pelea, perderían su partido contra el cáncer.

¿Cuántas veces gané partidos que no debería haber ganado? Estoy seguro de que una buena parte de mi curación milagrosa se debió a estos ejercicios mentales de visualización y alimentación de palabras y pensamientos positivos a mi mente subconsciente.

Cuando me diagnosticaron el cáncer y finalmente acepté mi situación, me di cuenta de que se trataba de otro partido con diferentes tipos de oponentes; pero en este caso no se trataba de ganar o perder un partido de tenis; se trataba de ganar o perder mi vida.

Recordé al *Profe* diciéndome que el aprender y aplicar los principios del libro del Sr. Murphy no solo me ayudaría con mi tenis sino en todas las áreas de mi vida. Después de mi diagnóstico, eso fue casi lo primero que hice. Comencé a prepararme lo mejor que pude física y mentalmente para luchar contra ese oponente llamado cáncer. Leí todo lo que pude sobre desintoxicarme y adoptar una nutrición saludable; leí historias motivadoras de muchas personas que fueron capaces de ganar este tipo de partidos o batallas; me ejercité físicamente; leí de nuevo las áreas destacadas del libro de Murphy y puse en práctica todo lo que estaba aprendiendo con respecto al cuerpo, la mente, las emociones y el espíritu para luchar contra mi nuevo adversario... y vencer.

Desde el punto de vista mental, quiero compartir los ejercicios que realicé hasta cuatro veces diarias mientras estaba en medio de mi batalla y que todavía practico al menos una vez al día. Busco un lugar en silencio y sin interrupciones, me tiendo en el suelo en una mantilla de yoga, a veces en mi cama o incluso en un sofá de mi oficina, me estiro un poco y luego respiro para desechar todo tipo de pensamientos; cierro los ojos y comienzo a centrarme en mi respiración durante unos minutos; entonces empiezo a visualizar una luz curativa azul que entra por mi cabeza y se expande por todo mi cuerpo hasta los pies, que pasa a través de mis huesos, músculos y órganos, limpiando y eliminando todo lo que no es saludable. En otras ocasiones me imagino esa luz convirtiéndose en las figuras del juego de Pac-Man, que se comen cualquier sustancia o célula que no sea buena para mí. Cuando estaba enfermo, lo repetía varias veces al día, sin importar dónde estuviese en ese momento, siempre y cuando encontrara un lugar apropiado donde pudiese estar tranquilo durante unos quince minutos. A veces no podía acostarme, así que me sentaba en una postura de meditación recta con los ojos cerrados.

Una de las enseñanzas que han permanecido conmigo desde la primera vez que leí el libro que titulé "El regalo de vida del *Profe*" fue la explicación sobre cómo funcionan la mente consciente y la subconsciente. El autor utiliza como ejemplo la relación entre un capitán de barco que, desde la cubierta superior (la mente consciente), instruye a los marineros en la sala de máquinas (la mente subconsciente), y cómo los marineros reciben las instrucciones y obedecen ciegamente siguiendo las órdenes del capitán. Comprendí que, como capitán de mi propia nave, podía enviar mensajes positivos o negativos a mis marineros y estos actuarían según mis órdenes. Esto para mí fue como descubrir un tesoro que había estado escondido en mi interior a la espera de ser encontrado. "¡Oh, espera! —pensé—. ¡Esto es lo que Jesús quiso decir con 'Pide y recibirás'!".

Es cierto: si envías el mensaje de que no puedes hacerlo, ciertamente no serás capaz de hacerlo, pero si envías un absoluto "sí puedo", sin duda alguna serás uno de ese 6% de sobrevivientes del melanoma etapa IV.

Comprendí la intención de mi querido *Profe* cuando me recomendó el libro y siempre estaré agradecido por su disposición a compartirlo conmigo para descubrir este secreto que una vez encontró y me hizo llegar, así como muy probablemente a muchos otros alumnos.

Si te obsequian o aprendes algo que sabes puede ayudar a otros y lo compartes, debes pedirle al receptor que haga lo mismo. ¿Te imaginas lo que pasaría? Viviríamos en un mundo mucho mejor.

Lo que sucedió entre mi *Profe* y yo fue que él tuvo la intención sincera de darme la oportunidad de ayudarme no solo a mejorar mi tenis sino todos los aspectos de mi vida joven y futura, y yo acepté su regalo con fe y gratitud.

Escribí un capítulo sobre dar y recibir que más adelante podrás leer. Si realmente tenemos la intención y la disposición de ayudar a alguien, y esta persona acepta y recibe con gratitud, se abre un canal a través del cual indudablemente Dios hace sus milagros.

Doy gracias al *Profe* por su sincera intención de guiarme y compartir este secreto; gracias por su tiempo, gracias por el almuerzo, gracias por este libro que no solo me ayudó a mejorar mi tenis y en muchas ocasiones ganar partidos que no debí haber ganado; sobre todo, gracias por este regalo que terminó ayudándome a vencer al oponente más duro que jamás he tenido.

Gracias por este regalo de vida. ¡Gracias, *Profe*, desde el fondo de mi corazón!

Dichoso el que da y no lo recuerda, y el que recibe y no lo olvida.

ANÓNIMO

PERDONAR SANA

El perdón no cambia el pasado, mejora el futuro.

PAUL BOESE

Todos hemos sido heridos por otra persona en algún momento: nos trataron mal, la confianza se rompió, los corazones se lastimaron, etc. Y aunque se dice que ese dolor es normal, a veces nos aferramos a él durante demasiado tiempo. Recreamos el dolor una y otra vez, pero tenemos dificultades para dejarlo ir. Esto causa muchos problemas. No solo nos hace infelices, sino que comienza una reacción en cadena que, con el tiempo, daña o arruina las relaciones, afecta nuestro trabajo, nuestros amigos, nuestras familias, nos vuelve reacios a abrirnos a nuevas experiencias y personas y, además, en la mayoría de los casos nos enfermará.

Nos quedamos atrapados en un círculo vicioso de ira y dolor y perdemos la belleza de la vida. Necesitamos ser capaces de perdonar, sin importar si la persona que nos hizo daño está o no arrepentida, si recuerda o no lo que pasó. Al perdonar podemos seguir adelante y ser felices. Perdona y déjalo pasar...

Durante una conferencia en la Universidad de Miami, al dalái lama se le preguntó acerca de perdonar a otros. Dijo: "El perdón no significa aceptar el mal hecho por la otra persona, pero retener sentimientos de ira, odio y estrés te hace más daño a ti mismo que el acto de perdonar. El verdadero significado del perdón es no desarrollar mentalmente sentimientos de ira y odio debidos a la acción equivocada de los demás".

El dalái lama expresó que, si desarrollamos sentimientos negativos, esto conduce a una reacción en cadena de comportamientos más negativos aún que se autoperpetúan y nos llevan a la infelicidad. Sus palabras son muy sabias: el acto mismo de perdonar no significa estar de acuerdo con el comportamiento de nuestro agresor; significa que no estamos dispuestos a lastimarnos física, emocional y mentalmente alimentando el sentimiento destructivo de la cólera. Quizás la única razón por la que debemos elegir perdonar es para mantener nuestro propio estado de salud.

> *Forgiveness does not mean accepting the wrongdoing of the other person, but to retain a feeling of anger, hatred, or stress does more harm to yourself than the act of forgiving. The real meaning of forgiveness is to mentally not develop feelings of anger and hatred due to the wrong action of others.*
>
> **Dalai Lama**

The Dalai Lama tells us that it will affect our behavior and bring more negativity into our lives if we harbor negative feelings. This cycle takes us deeper into a state of unhappiness. To forgive our aggressor does not mean we accept their past behavior; it means we are no longer willing to hurt ourselves emotionally, mentally, and physically, by holding the destructive feeling of anger in our hearts. Perhaps the only reason for us to forgive is to preserve our state of health.

> *La ira es como beber veneno y*
> *esperar que el otro muera.*
>
> **BUDDHA**

Hay muchos escritos e ilustraciones sobre el perdón en las sagradas escrituras de todas las religiones, así como en textos de personas espiritualmente elevadas. Todos los escritos coinciden en que perdonar es liberador y saludable para nosotros mismos. Si sabemos que perdonar es liberador y saludable, ¿por qué es tan difícil perdonar? Pienso que la respuesta está en que no tenemos la suficiente humildad. El ego nos dice que esperemos a que la otra persona venga a perdonarnos en vez de ir nosotros a pedir que nos perdonen o viceversa. El tiempo va pasando y, mientras más pasa, la carga se hace más pesada y dañina.

Después de años de sentir rabia hacia un ser querido, me di cuenta de que yo también necesitaba ser perdonado por esa persona. A medida que mi situación de salud empeoraba y las cosas se volvían inciertas, finalmente nos abrazamos y nos perdonamos. Ambos cortamos las cadenas y liberamos un peso que verdaderamente pudimos haber dejado de cargar mucho tiempo antes.

Nuestra relación mejoró mucho; personalmente me ayudó a estar más contento, y la felicidad sí es saludable. Yo no estaba consciente de las consecuencias negativas que el guardar esos sentimientos había traído a mi vida. Puede ser pura coincidencia, pero desde que comencé a perdonar y a no tomarme las cosas tan en serio, el melanoma no regresó.

Perdonar no significa que los recuerdos pasados se desvanecerán ni que tu agresor cambiará su comportamiento; eso no puedes controlarlo, pero sí estarás dejando ir la ira y el dolor. Por otra parte, el haber herido a otras personas: tu madre o tu padre, un amigo, un hijo o una hija, un colega, incluso a un extraño, constituye una pesada carga o karma que también es perjudicial para tu salud. Si estás arrepentido, te recomiendo hablar con la persona y pedir perdón. Eso te liberará. Será responsabilidad de la otra persona perdonarte o no, pero tu conciencia quedará limpia; y si no eres perdonado, la carga recaerá sobre la persona a la que heriste. Dar y recibir, perdonar y ser perdonado; ambas experiencias abren un canal para que el amor de Dios actúe para tu bien.

> *Algo es cierto, un hombre que estudia la venganza mantiene sus heridas, mientras que de otro modo se curarían y sanarían.*
>
> **JOSIAH BAILEY**

Somos responsables de nuestras acciones y pensamientos. Deja de recordar tus heridas, deja que se conviertan en cicatrices y decide ser feliz. Todos somos capaces de perdonar, solo necesitamos desprendernos de nuestros egos y ser más humildes para nuestro propio bien.

Porque todo el que se engrandece será humillado; y el que se humille será engrandecido.

LUCAS 14, 11

Hasta aquí todo bien. Ahora, ¿qué pasa si deseas perdonar a alguien o pedir perdón, pero la otra persona ya no está, murió? ¿Cómo puedes sanar esos recuerdos y liberarte?

Una forma efectiva de hacerlo es la oración; luego, pedir perdón o perdonar a la otra persona; a continuación, encontrar a alguien en quien confíes y respetes, explicarle tu situación y orar juntos para que él o ella actúen como sustitutos para perdonar a la persona que te hizo daño y ya no está aquí, o para decir que estás triste y arrepentido(a) y pedirle perdón. Tu amigo sustituto debe actuar en consecuencia. Esta es una poderosa experiencia mental, emocional y espiritual para ayudarnos a sanar recuerdos, a perdonar y ser perdonados. ¡Realmente funciona!

Soy testigo, por mi experiencia contra mi contrincante —el cáncer—, de que perdonar rompió la cárcel que había construido alrededor mío. No se trataba del agresor; se trataba de abrir la puerta y salir de mi jaula autoconstruida, descargar los residuos tóxicos que llevaba a cuestas durante años y, por lo tanto, permitirme avanzar y fortalecer aún más mi proceso de sanación.

Acabo de ver una maravillosa película titulada El bebé de octubre. Me hizo reflexionar sobre mi propia experiencia en cuanto al perdón. Si quieres ver un ejemplo sobre el poder liberador de perdonar y ser perdonado, te recomiendo que la veas.

El Dr. Steven Standiford, jefe de cirugía en los Centros de Tratamiento del Cáncer de los Estados Unidos, comentó en una entrevista con CBS: "La falta de perdón se clasifica en los libros de medicina como una enfermedad. Negarse a perdonar hace que la gente enferme y se mantenga así".

Con esto en mente, la terapia del perdón se utiliza ahora para ayudar a tratar enfermedades como el cáncer. Es importante tratar heridas o trastornos emocionales porque realmente pueden obstaculizar la reacción a los tratamientos, incluso la voluntad de proseguirlos.

Según las investigaciones del doctor Michael Barry —quien también es pastor—: "... de todos los pacientes con cáncer, 61% tienen problemas relacionados con el perdón, y de ellos, más de la mitad son graves". Y continúa diciendo: "Guardar estas emociones negativas, esta ira y este odio, crea un estado de ansiedad crónica. La ansiedad crónica, muy previsiblemente, produce exceso de adrenalina y cortisol, sustancias que agotan la producción de las células combatientes naturales que actúan como los soldados rasos del cuerpo en la lucha contra el cáncer". Y seguidamente explicó: "El primer paso para aprender a perdonar es darnos cuenta de cuánto hemos sido perdonados por Dios".

Amigo lector: deseo desde lo más profundo de mi ser que hayas asimilado el mensaje de sanación y liberación que brinda el perdón.

Perdonar es liberar a un prisionero
y descubrir que el prisionero eras tú.

LEWIS SMEDES

El servicio

La mejor manera de encontrarse a uno mismo es perderse en el servicio a los demás.

MAHATMA GANDHI

Cuando tenía diecisiete años, en mi último año de secundaria, me invitaron a unirme a un grupo de dieciséis compañeros del colegio y dos hermanos maristas del colegio Champagnat, quienes nos llevaron a una misión de diecisiete días para ayudar a los indios guajiros en la frontera colombo-venezolana.

La misión consistía en ayudar a cortar monte con machetes, con la finalidad de crear espacio suficiente para que nuestros nuevos amigos pudiesen construir más casas para el pueblo; y la otra, ayudar a instalar electricidad en sus hogares.

Dormimos en una vieja casa colonial, todos en chinchorros y con mosquiteros para evitar las picaduras de mosquitos, que más bien parecían avionetas. Los baños eran cinco huecos con pozos sépticos debajo, cada hueco separado por tablas de madera para lograr un poco de privacidad. Todas las tardes, después de trabajar, nos bañábamos en las aguas del río.

En general, fue un gran cambio en comparación con nuestros estilos de vida en la ciudad de Caracas. No obstante, para todos los que nos ofrecimos como voluntarios para esta misión fue una experiencia única. Definitivamente, no es lo mismo hablar sobre el servir a los demás que vivir la experiencia. Vivir con los guajiros durante diecisiete días, ayudarlos a cortar el monte e instalar la electricidad, compartir alrededor de una fogata todas las noches, asistir juntos a la misa diaria, simplemente pasar tiempo viviendo en su aldea... todo ello significó un gran y muy positivo impacto en mi joven vida.

No se puede describir la plenitud que se siente al ayudar a los demás sin esperar nada a cambio. No fue fácil; requirió disciplina y voluntad, pero al final sentí que había algo desconocido dentro de mí que siempre había estado esperando por salir. Eso me hizo muy feliz. Mis compañeros voluntarios compartieron sensaciones similares y también sintieron la misma alegría. Siempre estaré agradecido con el hermano Carlos por habernos hecho vivir esa experiencia, que nos ayudó a sentir el amor de Dios manifestado en el servicio a los habitantes de la aldea. Desde ese viaje misionero hacia adelante, siempre he estado dispuesto para ayudar y servir a otros. De hecho, ayudar a otros fue uno de los factores que contribuyeron a mi sanación durante la batalla contra el cáncer. Al servir a otros comencé a sentir a Dios cerca de mí.

El servicio es un componente natural e importante en nuestras vidas. ¡Es un talento obsequiado por Dios a todos los humanos! Seas rico o pobre, estés sano o enfermo, no importa qué edad tengas, tu raza o cultura, si no estás sirviendo a los demás, no hay duda de que no has llenado ese vacío o ese algo que podría estar faltando en tu vida.

*Las únicas personas felices
son aquellas que han aprendido a servir.*
ALBERT SCHWEITSER

Ya sea que estés enfermo o no, el ser feliz promueve la salud y servir a los demás nos hace felices. Mirando hacia atrás durante el transcurso de mi vida, puedo ver que mis momentos más felices ocurrieron cuando estaba involucrado en ayudar a otros, especialmente cuando estaba enfermo. Poco sabía que estaba siendo recompensado al irme sintiendo mejor física, emocional, espiritual y mentalmente; por eso reitero que el servir a otros me ayudó a sanar. Parece que existiera una fórmula divina —un regalo escondido— que orquestara el amor y la sanación. El servir a otros obra maravillas en todas las áreas de tu vida: física, emocional, mental y espiritual.

Recuerdo haber orado a Dios y haberle pedido que, si me iba a ir pronto, me diese un poco más de tiempo para estar con mi familia y, además, poner mi fe en acción ayudando a los demás. Él concedió mi petición y aquí estoy, quince años después. Desde ese entonces me ha brindado todo tipo de oportunidades para servir a otros en retiros espirituales, ayudas a ancianos, grupos de oración, visitas a pacientes con cáncer; también mediante el programa de voluntariado "Camino a la Recuperación", auspiciado por la Sociedad Americana del Cáncer; asimismo, a través del programa de voluntariado Kindred Hospice y, además, con visitas al albergue de servicios sociales para niños y niñas menores de siete años. La mayoría de mis trabajos de servicio comenzaron mientras luchaba contra mi enfermedad, y es por eso por lo que escribo sobre el servicio con tanta convicción.

Mi querido amigo: cuando sirvas, el sentimiento tiene que provenir del corazón, tiene que ser genuino y sin expectativas, y te aseguro que sentirás la presencia de Dios.

Si quieres conocer el amor de Dios, debes descender a los corazones de aquellos a quienes sirves.

JAIME JARAMILLO (mejor conocido como papá Jaime, dedicado a ayudar a los niños de la calle en Bogotá, Colombia)

Muchos maestros, a lo largo de la historia, han hablado del poder de servir con un corazón alegre, y practicaban lo que predicaban, llegando a conocer personalmente a aquellos a quienes sirvieron. Es en esos momentos cuando tanto el que da como el que recibe experimentan el amor universal de Dios. Su amor es sanador. ¡Qué maravillosa verdad!

Ahora bien, ten cuidado en limitarte a servir a tu familia, pues esta es una responsabilidad propia del rol de padre o madre. Obviamente, ¡todo comienza en casa! De lo que se trata, sin embargo, es de servir más allá de los deberes y responsabilidades de nuestra familia.

> *Dar la felicidad a los demás es tremendamente*
> *importante para nuestra felicidad*
> *y una experiencia muy beneficiosa.*
> *Algunas personas piensan en su propia*
> *familia: "Nosotros cuatro y no más".*
> *Otros piensan solo en sí mismos:*
> *"¿Cómo voy a ser feliz?".*
> *¡Pero estas son las mismas*
> *personas que no son felices!*
> *Vivir para sí mismo es la fuente de la miseria.*
> *Al ser una persona de servicio espiritual,*
> *mental y material a los demás, encontrarás*
> *tus propias necesidades cumplidas.*
> *Al olvidarte de ti mismo en el servicio a los demás,*
> *encontrarás que, sin buscarlo, tu propia taza de*
> *felicidad estará llena.*
>
> **PARAMAHANSA YOGANANDA**

Querido hermano, querida hermana que padeces cáncer: te motivo a que dejes tu enfermedad en casa tan a menudo como te sea posible y a que encuentres maneras de hacer todo aquello que siempre te gustó hacer. Pero, por favor, si aún no lo haces, sal también a ayudar a otros, porque dar es sanar. Al servir, se llena el vacío y la soledad que pueden haber contribuido a tu situación actual. En mi caso, servir a otros definitivamente ayudó a mi proceso de sanación. Hay tantas cosas que podemos hacer por los demás de maneras tan sencillas... y, en el proceso, nuestras tazas de bienestar comenzarán a llenarse.

Los ríos no beben su propia agua; los árboles no comen su propia fruta; el sol no brilla para sí y las flores no difunden su fragancia para ellas mismas. Vivir para los demás es la regla de la naturaleza. La vida es buena cuando se es feliz, pero tú lo serás mucho más cuando los demás sean felices gracias a ti. Nuestra naturaleza es servir: el que no vive para servir, experimenta constantemente un vacío.

DESCONOCIDO

Detente y huele las rosas

Mi objetivo es encontrar el placer de volver a capturar el limbo del tiempo que se escapa y los días que pasan. Quiero sentir, quiero caminar, quiero pintar y percibir el color de la flor que un día se marchitará.

MANOLO GARCÍA

Desafortunadamente, la mayoría de las personas en este mundo parecen morir antes de encontrar su propósito, antes de llegar a hacer lo que repetidamente dicen que algún día llegarán a hacer: "Un día haré esto o lo otro"; pero el tiempo se escapa demasiado rápido y, antes de que nos demos cuenta, nuestros sueños no se habrán hecho realidad y nuestro propósito de vida en este planeta no se habrá cumplido.

Hoy en día soy voluntario en una organización dedicada a brindarles apoyo a las personas asignadas a hospicios. Al visitarlas y hablar con ellas me pregunto: "¿Qué responderían si les preguntase si cumplieron su propósito de vida? ¿Me dirán que desperdiciaron la mayoría de sus años?" En su libro Quien te llorará cuando mueras, Robin Sharma señala que la mayoría de las personas mueren a los veinte años, pero son enterradas a sus setenta u ochenta. ¿Qué sucede en el medio?

De alguna manera dejamos de soñar; comenzamos a hacer cuanto es preciso para hacer felices a los demás; nos vemos atrapados en nuestras rutinas diarias y nos adaptamos a la manera como la sociedad dicta que debemos comportarnos. Así que, desde muy jóvenes, dejamos de vivir. ¡Una realidad verdaderamente triste!

Hace algunos años, como voluntario del programa "Camino a la Recuperación" de la Sociedad Americana del Cáncer, diseñado para trasladar a pacientes con cáncer hacia y desde sus lugares de tratamiento, tuve el privilegio de conocer a una dama maravillosa, a quien afortunadamente conduje muy temprano en la mañana desde Homestead, Florida, hasta el aeropuerto internacional de Fort Lauderdale, a unos setenta y cinco kilómetros. Su vuelo estaba programado para las seis y media de la mañana.

La Sociedad Americana del Cáncer cuenta con un personal que contacta voluntarios para coordinar los traslados con el paciente. Dicho personal está capacitado para llamar a los voluntarios que coincidan geográficamente con la dirección de estas personas, hasta dar con alguno que se encuentre disponible. Sin embargo, para este viaje en particular no fue el centro de llamadas el que me contactó: fue la directora del programa del condado de Miami Dade quien me llamó. Me dijo que había recibido una solicitud muy poco usual por parte de la oficina del condado de Monroe, en Homestead, y que de inmediato había pensado en mí. Continuó y me explicó los detalles. Esta persona volaba a Nueva York para comenzar un nuevo y prometedor tratamiento experimental que aparentemente tenía muy buenos resultados en pacientes con cáncer. También dijo que esta paciente había tenido que dejar de conducir porque había comenzado a perder la vista debido a la cantidad de tratamientos de radiación en su cerebro. La directora me explicó que este viaje no era típico, que cubriría tres condados del sur de la Florida para transportarla al aeropuerto de Fort Lauderdale.

También debo mencionar que este viaje coincidía con el primer día de clases y que nuestros cinco niños asistían a tres escuelas diferentes. Ninguno de nuestros hijos tenía edad suficiente para conducir, así que mi esposa y yo teníamos que repartirnos las rutas de la mañana para llevar a los niños a la escuela.

Mi primer pensamiento cuando la directora del programa comenzó a hablar sobre ese tema por teléfono fue: "¿Por qué me llamó? ¿Por qué a mí?". Le expliqué nuestro nuevo horario matutino y que debíamos llevar a los niños a tres escuelas diferentes, lo que justificaba por qué no podría comprometerme a aceptar esa solicitud, pues definitivamente entraba en conflicto con nuestros planes de la mañana, le dije. Sin embargo, mientras me escuchaba hablando y justificándome, tenía la sensación de que debía ser yo quien llevara a esa persona al aeropuerto. Comencé a pensar: "Debe haber una razón para que me hayan llamado para este viaje".

Acepté trasladar a esa persona al aeropuerto a sabiendas de que mi esposa encontraría cómo resolver el problema del transporte escolar. Tomé nota de la dirección de la casa, del número de teléfono y de las instrucciones en detalle, ya que ella vivía en un nuevo vecindario y al parecer no era fácil llegar hasta allá. Revisé las instrucciones varias veces, justo antes de irme a la cama y al levantarme. De igual manera, pudimos resolver el problema del transporte escolar para esa mañana. Todo salió bien. ¡Parecía como si ese viaje hubiera sido planeado semanas antes para que yo pudiera realizarlo!

Debido a la hora de partida de su vuelo, teníamos que estar en el aeropuerto al menos a las cinco y media de la mañana. Nos tomaría una hora de trayecto y habría que conducir desde su casa, en Homestead, hasta el aeropuerto de Fort Lauderdale, en el condado de Broward. En ese momento, yo vivía en West Kendal, en Miami Dade, a unos cincuenta kilómetros al suroeste del Aeropuerto Internacional de Fort Lauderdale, y la casa de la señora se encontraba a unos veinticinco kilómetros al sur de la mía. Calculé que me llevaría una hora y cuarenta y cinco minutos conducir hasta Homestead, recogerla y luego emprender el trayecto hacia el norte, a Fort Lauderdale. Me levanté a las tres de la madrugada para asegurarme de tener suficiente tiempo para llevarla al aeropuerto.

Iba tranquilo, bebiendo mi café mientras manejaba hacia el sur por la autopista Turnpike. A mitad de camino pensé en revisar las instrucciones, ya que siempre he tenido problemas para encontrar direcciones en Homestead. ¡Sorpresa! Las había dejado en casa, junto con mi teléfono celular, en el mostrador de la cocina. No había forma de que tuviese tiempo de regresar a casa; a esas alturas debía confiar en mi memoria.

Recordé que era la cuarta casa a la derecha de la calle, así como el número de la avenida. Me quedé sorprendido: había llegado a tiempo sin indicaciones y con todos los semáforos en verde, sin perder un turno y como si hubiese conducido hasta su casa muchas veces antes.

¡Nunca falla! Cuando damos con el corazón alegre y sin esperar nada a cambio, las cosas fluyen correctamente...

Di la última curva, comencé a contar las casas a mi derecha y noté que alguien ya estaba en la acera con su equipaje de mano y una pequeña maleta. Era mi pasajera, quien más adelante me dijo que había decidido salir para asegurarse de que no siguiera más allá de su casa, ya que aún no habían instalado las luces en las calles y estaba bastante oscuro.

Se trataba de una mujer muy amigable, probablemente de unos treinta años. Salí del auto, nos presentamos y puse su equipaje en el maletero.

Una de las reglas del programa "Camino a la Recuperación" consiste en no hablar de la condición del paciente a menos que este lo haga; además, los voluntarios de ninguna manera pueden ofrecer asesoramiento médico o dietas especiales, pero ese caso se trató de una solicitud muy poco usual que luego entendí que tenía que suceder, ¡que estaba destinada a ocurrir! Me habían notificado sobre ese viaje apenas el día anterior; me dijeron que en la primera persona en la que habían pensado para ese caso tan especial había sido en mí; el programa está estructurado por condados, pero ese viaje cruzó tres de ellos, aparte de que la situación de transporte escolar del primer día de clases de mis hijos pudo ser resuelta sin contratiempos.

La pasajera era muy comunicativa y educada; definitivamente quería hablar. Me contó de sus dos títulos en Ingeniería y Educación, de postgrado y doctorado. Era del estado de Maine y aceptó un trabajo en Florida solo para mudarse, principalmente porque amaba la jardinería y quería vivir en un lugar donde pudiera construir un jardín y mantener sus flores, sobre todo las rosas, pues amaba las rosas... Me habló de todo, como si fuéramos los mejores amigos del mundo.

Me dijo que había estado luchando contra el cáncer durante un tiempo; que había comenzado en su pecho y que se había extendido a su hígado y a su cerebro. A pesar del desgaste y de lo pesado de todos los tratamientos y cirugías, se la veía una mujer muy guapa y se comportaba con mucha dignidad. Mi nueva amiga prácticamente había dedicado su vida adulta a su educación y a su carrera profesional, disponiendo de muy poco tiempo para sus amigos y familiares.

Aquel fue un viaje inolvidable. De hecho, parecía que nos conociéramos desde siempre. Tuvimos la oportunidad de hablar sobre muchos temas: las personalidades de la gente, nuestras carreras, prioridades y familias; el cáncer, su diagnóstico, mi diagnóstico, la nutrición; Dios, la fe, las religiones, la vida y la muerte...

Me confesó que no tenía miedo a morir; sabía que no tenía mucho más tiempo y su viaje a Nueva York, en el que supuestamente recibiría un tratamiento innovador, era solo su excusa para ir a Maine y estar con su familia, particularmente con sus hermanas y sus jóvenes sobrinas, a quienes no había conocido debido a su apretada agenda... En sus propias palabras: "Estoy tratando de aguantar un poco solo para conocer a los nuevos miembros de la familia, para vivir pequeñas experiencias como esta, Georges; eso es todo". Queridos amigos, realmente esas pequeñas experiencias de las que me habló ¡son enormes!

Mientras luchaba contra mis sombrías estadísticas, recuerdo haber rezado a Dios por la oportunidad de ver y de ser parte de la primera comunión de mi hija Claudia, así como por la oportunidad de ver a mis hijos graduarse de la escuela secundaria.

No hay prejuicios a la hora de morir. Es solo un hecho: bajo, alto, rico, pobre, negro, blanco, amarillo, todos nos iremos algún día. Lo vemos todos los días en las noticias, especialmente cuando fallece una persona famosa. Actores, músicos, íconos de negocios, líderes religiosos, amigos y familiares, el jardinero, el médico, etc., algunos con talentos increíbles, otros con talentos menores, pero el hecho de que un día vamos a morir es algo seguro.

Mencioné antes que el hobby de mi nueva amiga era la jardinería; que se había centrado en desarrollarlo mucho más después de descubrir que estaba enferma. Me comentó que simplemente plantó más rosas y que le pidió a su vecino que las regase mientras ella estaba fuera de la ciudad. Le encantaba leer, pero su visión se había visto comprometida debido a toda la radioterapia aplicada a su cabeza. Me confesó que solía ser una adicta al trabajo y que por eso había perdido mucho tiempo precioso. "¿Y para qué?", reflexionaba.

Mientras conducíamos hacia el aeropuerto, compartimos mucho sobre todo aquello que nos perdemos por estar distraídos con otros temas. Por ejemplo, ¿cuántas puestas de sol y cuántos amaneceres llegamos a presenciar en nuestra vida? Estuvimos de acuerdo en que, si le preguntáramos a la mayoría de las personas, podrían contarlos con los dedos de una mano.

Le narré la experiencia que tuve una fresca mañana de domingo, mientras estaba sentado en mi saco de dormir esperando el amanecer en la playa de South Beach, cuando noté a una persona que yacía acostada a unos seis metros de mí completamente cubierta con una manta y una gorra de béisbol. Todavía estaba oscuro. Mi primer pensamiento fue que esa persona probablemente sería una de las tantas que rondan sin hogar por South Beach; tal vez él o ella estaría durmiendo cómodamente, bajo una noche pacífica en las costas de Miami Beach.

Solo unos minutos antes del amanecer, esa persona se incorporó y se sentó. Se trataba de un hombre. Sacó un diario de su mochila y comenzó a escribir. También yo escribía en el mío, pero seguía sintiendo curiosidad por mi vecino.

De repente, cuando la temperatura comenzó a elevarse, el individuo se quitó la gorra y el suéter y, para mi sorpresa, llevaba puesta una camiseta de sobreviviente de cáncer de un evento llamado "Relevo para la vida", un acto de recaudación de fondos de la Sociedad Americana del Cáncer en el que yo también había participado en mi condición de sobreviviente de cáncer. Llevábamos puesta la misma camiseta esa mañana. ¿Coincidencia? Quizá fue, como lo calificó Carl Jung, una sincronización.

Increíble. ¿Cuáles eran las posibilidades de que algo así sucediera? ¿Fue ese un mensaje? ¡Qué irónico fue eso! La única persona presente en ese lugar y en ese momento, sentada prácticamente junto a mí contemplando el amanecer, era otro sobreviviente de cáncer, quien, además, vestía la misma camiseta que yo llevaba puesta...

Compartí la experiencia con mi nueva amiga y hablamos sobre esa aparente ironía, tan solo porque pareciera que los humanos no prestáramos atención a la belleza ni a los milagros que nos rodean hasta que somos sacudidos por una experiencia que amenaza nuestra vida.

Estuvimos de acuerdo en que la mayoría de las personas están atrapadas en sus rutinas diarias; tal vez en el tráfico, pensando en las tareas del trabajo mientras se dirigen a la oficina; o pensando en la cena o en otras tareas mientras regresan a casa por la tarde. Quizá cuando llegan se sientan y ven televisión durante algunas horas, hablan con alguien por teléfono... Todas las mañanas luchan por conseguir unos minutos más de sueño... Están demasiado cansadas como para despertarse unos minutos antes y guardar silencio en su pensamiento, o bien para agradecer por todo lo que tienen, prepararse para lo que les espera ese día, ser testigos de los primeros rayos de luz que atraviesan las hojas de un árbol, o solo escuchar a los pájaros y ponerse en sintonía con la naturaleza mientras dan un corto paseo.

Cuando nos estábamos acercando al aeropuerto, me dijo: "Sí, Georges, ¡me encanta la jardinería! Creo que es lo que me ha permitido continuar y creo que me queda muy poco para hacerlo. ¿Quién se ocupará de mi jardín? Si tuviera la oportunidad de ofrecer un consejo al mundo en este momento, les diría que se detuvieran y olieran las rosas, parar apreciar y disfrutar más de la vida mientras tengan tiempo".

Nunca tuve la oportunidad de volver a ver a mi nueva amiga; nunca regresó al sur de la Florida para trabajar en su jardín, pero estoy seguro de que tuvo la oportunidad de cuidar y fertilizar los corazones y las almas de su querida familia.

A mí, ese traslado de mi nueva amiga me hizo sentir que yo era la persona a quien servían, no el servidor. A menudo pienso en esa mañana y, cuando lo hago, me reafirmo en la idea de que no quiero ser una de esas personas que mueren a sus veinte, pero a quienes entierran a sus setenta u ochenta años.

Simplemente no sé por qué tuve tanta suerte de sobrevivir; solo sé que mientras estoy aquí, me desafío a mí mismo para disfrutar, cuidar y compartir este hermoso mundo. Aprendí a disfrutar el amanecer, el atardecer, la luna llena, las montañas y los bosques y conectarme con la madre tierra. Aprendí a detenerme y oler las rosas.

En memoria de Katherine Green-Bates

Carta para Stephanie

Estimada Stephanie,

¿Cómo está? Muchas gracias por su carta. Estoy muy contento de saber de usted. Sus palabras me han hecho llorar de alegría y amor. Me alegra mucho que usted y su familia hayan podido compartir con su maravillosa hermana.

Me siento afortunado y agradecido por haber tenido la oportunidad de llevar a su hermana Katherine al aeropuerto de Fort Lauderdale como voluntario del grupo "Camino a la Recuperación", de la Sociedad Americana del Cáncer, durante aquella madrugada tan especial. Sin duda, todo ocurre por una razón.

Pese a apenas habernos conocido, esa maravillosa mañana tuvimos una conversación muy profunda y abierta. Quizás por haber sido yo también paciente con cáncer, nos sentimos identificados; o quizá simplemente por nuestra química. De cualquier manera, fue una bendición para los dos. Creo que habría podido llevarla por la interestatal I-95 norte hasta Nueva Inglaterra. La trayectoria al aeropuerto se nos hizo muy corta, pero tuvimos la oportunidad de compartir mucho en tan poco tiempo. Estoy convencido de que teníamos que conocernos.

Estoy escribiendo un libro sobre las bendiciones que llegaron a mi vida por el hecho de haber tenido cáncer, y una de ellas fue conocer a Katherine. Escribí un capítulo sobre mi encuentro y conversación con su hermana. Como sabe, a ella le encantaba la jardinería, y particularmente cultivar rosas, así que titulé el capítulo "Detente y huele las rosas".

Katherine sabía que le quedaba poco tiempo, pero su aceptación era admirable. Su actitud era humilde pese a haber sido, como ella misma dijo, "una mujer orgullosa, que muy tarde se dio cuenta de que su vida no debió centrarse únicamente en su profesión".

Me alegra mucho que me haya conseguido y escrito, ya que, cuando nos despedimos en el aeropuerto, Katherine me dijo que no iba a Nueva York para ser tratada con la nueva quimioterapia, sino fundamentalmente para ir a verlos en Nueva Inglaterra y poder estar junto a todos ustedes. Me preguntaba cómo podría contactar a algún familiar cercano... y recibí su carta.

Al final de sus días, lo que Katherine deseaba era estar cerca y compartir con su familia. Me comentó, además, que quizás lograría trabajar un poco en el jardín de su hermana en Maine. Expresó que sus dos carreras universitarias y su doctorado al final no habían significado nada. En sus propias palabras: "Si tan solo me hubiese dado cuenta antes...".

Dios obra de maneras curiosas, sobre todo en el tema de dar y recibir. Como voluntario del programa "Camino a la Recuperación", salí de casa por la madrugada rumbo a Homestead para buscar a su hermana con la idea de llevar a otra persona a su tratamiento. Pero, como en casi todas las ocasiones, lo que ocurrió fue que yo también recibí mucho de Katherine. Fue una conexión tan poderosa que solo Dios pudo haberla planeado.

En tan corto tiempo, dos seres que nunca se habían visto compartieron tantas cosas y tan abiertamente... Fue algo increíble. Uno de los temas que conversamos tuvo que ver con los milagros, que típicamente ocurren cuando una persona está dispuesta a dar con su corazón abierto y la otra persona está abierta a recibir. Yo, de una manera mística, pienso que esa mañana ocurrieron milagros para ambos. Hubo una conexión muy especial que —una vez más— solo por la Gracia de Dios podría haberse dado. Fue verdaderamente una bendición haber conocido a Katherine.

Usted podría preguntarse: "¿Cuál fue el milagro?". Bueno, Katherine y yo nacimos y crecimos en diferentes países, nos conocimos en el sur de la Florida y, tan solo en hora y media en la que compartimos abierta y profundamente, nos hicimos grandes amigos.

Apenas se publique el libro que he escrito le enviaré una copia. Le deseo todo lo mejor. Que Dios la bendiga.

Con mucho cariño,

Georges

La fe

Por la pequeñez de vuestra fe, en verdad os digo que, si tenéis la fe del tamaño de una semilla de mostaza, diréis a esta montaña: "Pasa de aquí para allá" y se moverá, y nada será imposible para ustedes.

MATEO 17, 20

"Nada será imposible para ti". ¡Qué frase tan sólida! Solo por tener un poco de fe, tan solo del tamaño de una semilla de mostaza, una de las semillas más pequeñas de la naturaleza... Esta es la metáfora que Jesús usa para explicar cuán poderosa es la fe. Una pequeña cantidad de fe puede mover una montaña. ¿Esto significa que con un poco de fe puedo mover mi montaña, que hoy es mi enfermedad?

A lo largo de mi vida he tenido que mover varias montañas, y la más alta ha sido mi cáncer avanzado. No importa a qué a montaña le estés haciendo frente en este momento, lo cierto es que puedes hacerla a un lado. Sí, amigo, la montaña de tu cáncer también.

¿Alguna vez te has despertado en medio de la noche, te ha costado conciliar el sueño y has pasado mucho tiempo obligándote a dormir de nuevo? No estoy hablando de despertarte porque tienes que ir al baño, porque tienes un resfriado, un dolor de cabeza o una lesión física que interrumpe tu sueño; estoy hablando de abrir los ojos y sentirte despierto en medio de la noche cuando todos los demás están dormidos. Eso me sucedía de vez en cuando desde niño, pero cuando estaba enfermo de cáncer me ocurría casi todas las noches, por lo general a las tres de la mañana.

Me movía de un lado al otro, me ponía de espaldas y boca abajo pensando en mi situación; me preguntaba qué pasaría con Naomi y con nuestros cinco hijos, cuánto tiempo más me mantendría trabajando a tiempo completo y, como esos, se me agolpaban muchos otros pensamientos angustiosos. Me levantaba de la cama, procurando no despertar a Naomi, y luego me asomaba a cada una de las habitaciones de los niños para verlos dormir, generalmente confundido ante la contradicción de haber sido bendecido con una hermosa familia, y por otro lado estar luchando contra una forma agresiva de cáncer que podría acabar conmigo. La mayoría de esas noches me quedaba despierto, sentado en la sala durante varias horas, pensando sin descanso hasta el amanecer.

Como estaba levantado tan temprano, empecé a ir a la misa de siete y media de la mañana antes de dirigirme a mi oficina, a unos 65 kilómetros al norte. Esas misas diarias obraron maravillas en mi alma, mi espíritu, mis emociones y mi actitud mental. En esa media hora lograba despegarme de todo y me enfocaba en la liturgia, esperando con anhelo la comunión, durante la cual daba gracias a Dios por todas las bendiciones que me otorgaba: mis hijos, mi esposa, mi familia, mis amigos y mi trabajo.

Una mañana, al terminar la liturgia, mientras salía de la capilla, una de las señoras que había notado que asistía frecuentemente a la misa matutina me llamó y se acercó a mí; se presentó y me preguntó si podía hacerle un gran favor. Su nombre era Miriam. Le respondí: "Seguro, Miriam, ¿en qué puedo ayudarla?". La señora me preguntó si no estaría yo despertándome en medio de la noche debido a mi situación. Señaló que estar ansioso y asustado era una reacción normal; que incluso Jesús, como hombre, también se había sentido así en sus momentos de incertidumbre. Yo solo moví la cabeza en señal de asentimiento.

El favor que me pidió fue que aprovechara el tiempo que estuviese despierto durante el silencio de la noche y que, sin interrupciones, abriera mi Biblia y leyera sobre los milagros de Jesús. Le aseguré que lo haría la próxima vez que me despertase.

Esa misma noche, al igual que casi todas las anteriores, me desperté de madrugada. Me levanté de la cama e inicié lo que había comenzado a ser una rutina: ver a Naomi durmiendo y caminar por el pasillo para asomarme a las habitaciones de los niños; pero en este caso, en vez de sentarme a pensar en mi situación, tomé la Biblia e hice exactamente lo que la señora Miriam me había pedido hacer. Abrí al azar las últimas páginas de la Biblia —el Nuevo Testamento— y lo primero que leí fue el milagro de la mujer que había padecido de hemorragia durante doce años. Había sufrido mucho todo ese tiempo y había gastado cuanto tenía en tratar de curarse. Sin embargo, en lugar de mejorar, en realidad empeoraba. Una vez que oyó hablar de Jesús, decidió ser parte de la multitud. Mientras el Maestro pasaba, ella se acercó por detrás y tocó su manto, porque pensó: "Si tan solo toco su ropa, seré sanada". Al tocar el manto de Jesús, la hemorragia se detuvo y se sintió liberada de su sufrimiento.

Jesús se dio cuenta de la energía que había salido de Él. Se volvió hacia la multitud y preguntó: "¿Quién tocó mi ropa?". "¿Ves a la gente que se agolpa hacia ti —contestaron sus discípulos— y aun así preguntas quién te tocó?". Pero Jesús siguió mirando a su alrededor para identificar quién lo había tocado. Entonces la mujer, sabiendo lo que le había ocurrido, salió y cayó a los pies de Jesús con temor y le dijo la verdad. Jesús le dijo: "Hija, tu fe te ha curado; vete en paz" (Lucas 8, 48).

Después de leer acerca de este milagro, algo se prendió en mí con respecto a la fe. Seguí buscando milagros en el Nuevo Testamento y otra vez Jesús repitió: "Tu fe te ha sanado". Nunca dijo que Él había sanado o que Dios lo había hecho. Dijo —y todavía sigue diciendo hoy día— que es nuestra fe la que nos cura.

Antes de mi conversación con Miriam —a quien considero uno de los ángeles que Dios envió para ayudarme en mi proceso—, me despertaba e inevitablemente empezaba a pensar en mi situación durante horas; pero desde esa noche en la que desperté y abrí la Biblia para buscar los milagros de Jesús, comencé a mirar hacia adelante y a despertar en el silencio de la noche para leer libros y temas espirituales y edificantes. Poco a poco comencé a invocar a Dios y a meditar.

En lugar de ansiedad y estrés, comencé a sentirme calmado, en oración, y meditaba en silencio pasando tiempo con Dios. Ahora me despertaba y me levantaba como si tuviese una cita con Él en la sala de mi casa para recibir cuanto me era necesario para sanar. Cuando digo "sanar", me refiero a sanar experiencias que había llevado dentro de mí durante años y que me causaban resentimiento, arrepentimientos y culpas, componentes que —pienso— contribuyeron a mi enfermedad.

¿Alguna vez has pensado que despertar en medio de la noche puede ser el deseo de tu alma de estar despierta, el anhelo de un silencio imposible de lograr durante tu rutina diaria en un mundo ansioso y lleno de ruido? Si piensas que no tienes tiempo para retirarte en silencio debido a tus responsabilidades diarias, que te obligan a comenzar muy temprano en la mañana y a terminar por la noche, piensa en aquellos que han sido diagnosticados con cáncer y que ahora se ven obligados a añadir más tareas a sus rutinas diarias: biopsias, exámenes médicos, cirugías y tratamientos. Es algo totalmente abrumador.

Si actualmente estás bajo tratamientos o has sido diagnosticado con la enfermedad en fecha reciente, sé que probablemente no habrás tenido una buena noche de sueño a menos que hayas estado tomando pastillas para dormir. La próxima vez que te despiertes, levántate de la cama, ve a tu lugar favorito de la casa, toma asiento y disfruta la experiencia de estar en silencio y soledad. No te esfuerces en volver a dormirte ni tomes otra pastilla para dormir. En su lugar, trata de verlo como una oportunidad para conectarte con Dios, que anhela que abras la puerta de tu corazón para así poder entrar. Los seres humanos tratamos de entender a Dios como una entidad externa a la cual podemos ver, pero Él está dentro de nosotros y no puede ser visto.

La fe es confianza en lo que esperamos y seguridad en lo que no vemos.

HEBREOS 11, 1

Para mí no es una tarea fácil, porque a veces dejo ese lugar de silencio y permito que todo el ruido que está alrededor de mi vida diaria me lleve del silencio de mi corazón al ruido de mi mente y comienzo a pensar y actuar de acuerdo con lo que la sociedad quiere. Mi consuelo y ejemplo es que esto también es cierto para los místicos de todas las religiones, quienes, por supuesto, se esforzaban por mantener la confianza y la seguridad de la fe.

Volviendo a los libros y artículos espirituales, descubrí que Jesús mismo, como ser humano, tuvo sus momentos de duda, e incluso —para ser más reciente en el tiempo— la Madre Teresa de Calcuta pasó por períodos de desolación espiritual y duda. Una mujer con cualidades de santa era, sin embargo, un ser humano como nosotros. Era una persona compasiva y dedicada al bienestar de aquellos a los que servía; sostenía las manos de las personas mientras morían; abrazó, besó y alimentó gente con hambre; atendió a los más necesitados con sus propias manos, mientras mostraba una eterna sonrisa que reflejaba su amor. Sin embargo, a menudo tenía momentos de vacío, desgaste y confusión en los que dudaba de sí misma, de su ministerio, de su propósito y de su propia fe.

LA FE

> *¿Dónde está mi fe? Incluso en el fondo, justo allí, no hay nada más que vacío y oscuridad. Dios mío, cuán doloroso es este dolor desconocido. Este dolor no cesa. No tengo fe. No me atrevo a pronunciar las palabras y los pensamientos que se agolpan en mi corazón y me hacen sufrir una agonía indescifrable. Tantas preguntas sin respuesta viven dentro de mí. Tengo miedo a descubrirlas por la blasfemia. Si hay Dios, por favor, perdóname.*
>
> **MADRE TERESA**

Muchos místicos tuvieron estos oscuros momentos de desolación y duda. Es normal dudar o temer que las cosas no vayan a suceder como esperas mientras intentas mover tu montaña batallando contra tu enfermedad. Sin embargo, debes seguir intentándolo. Recuerda: ¡los milagros ocurren! Ellos ocurren por nuestra fe. Dios espera que lo llamemos en oración y que lo visitemos en el silencio de nuestros corazones. ¡Él te dará la confianza de que te vas a sanar!

¿Alguna vez has conocido a los pilotos que vuelan los aviones que abordas cuando vas de vacaciones o a un viaje de negocios? ¿Tienes idea de quiénes son, de si viven una vida sana o estresada, de si tienen problemas familiares, de si tuvieron una buena noche de sueño, de si se pasaron la noche bebiendo o de si tienen problemas de drogas? ¿O simplemente confías en que estas personas desconocidas a quienes, además, nunca has visto, te trasladen a tu destino? Inconscientemente, tienes fe en que todo va a estar bien. ¿Cuál es la diferencia? ¿Por qué no tener fe en Dios, que cuida las flores en los campos y los pájaros en el cielo? ¿Cuánto más no se preocupará por ti? En mi caso, illegó un punto en el que entregué mi situación de cáncer a Dios y deposité fielmente toda mi confianza en Él!

Porque con Dios nada será imposible.

LUCAS 1, 37

Es mucho más fácil confiar cuando las cosas parecen ir bien; es fácil decir a otros, que están viviendo situaciones difíciles, que confíen en Dios, pero se vuelve mucho más difícil cuando se trata de uno mismo, cuando se trata de mover nuestras propias montañas. Esto ocurre debido a que la mayoría de la gente no parece tener tiempo para detenerse y abrazar la soledad y el silencio necesarios para sentir la presencia de Dios y la seguridad que Él nos da.

Confiar en Dios en la luz no es nada, pero sí lo es confiar en Él en la oscuridad.

ANÓNIMO

Todo comienza por aceptar lo que está sucediendo, dejar ir lo que sucedió y tener fe en lo que sucederá. Nuestros egos provocan la inseguridad que hace que esto no sea fácil.

La fe sana nuestras emociones, nuestras heridas y recuerdos, nuestros cuerpos y nuestras almas. El siguiente capítulo explica más sobre el poder de la fe a través de la oración y cómo funcionó para mí.

La fe absoluta e incuestionable en Dios es el método más grande de sanación instantánea. Un esfuerzo incesante por despertar esa fe es el deber más alto y más gratificante.

PARAMAHANSA YOGANANDA

La oración

La oración no es pedir. Es un anhelo del alma. Es la admisión diaria de la propia debilidad. Es mejor en la oración tener un corazón sin palabras que palabras sin corazón.

MAHATMA GANDHI

Recuerdo haber compartido mi testimonio —en un seminario de mayordomía bíblica— acerca de lo importante que fue la oración durante mi proceso de sanación y de cómo no había dejado de rezar desde entonces. A partir de esa charla, he sido invitado a servir en otros seminarios y retiros espirituales, a veces en casas de familias; otras, en organizaciones sin fines de lucro, siempre compartiendo mi historia acerca de cómo la fe, la oración y el servicio a otros me ayudaron a sanar.

La oración es una conexión con Dios. Comienza con la afirmación de que hay un Ser Divino con amor y sabiduría infinitos con el que podemos comunicarnos; algo que no podemos ver ni describir, pero sabemos que existe.

La fe se refiere a cosas que no se ven; y la esperanza, a cosas que no están al alcance de la mano.

TOMÁS DE AQUINO

¡Hay muchas maneras de orar! Mediante el uso de palabras, en silencio y contemplación, cantando, alabando, escribiendo, recitando credos, rezando el rosario —o el yapa mala, usado en el hinduismo y en el budismo, entre otras religiones— y pensando que ese Dios al que nunca hemos visto está escuchando y que, si nuestros corazones están en silencio, sentiremos su presencia. Incluso podemos escuchar sus consejos y respuestas a nuestras peticiones, conversaciones, agradecimientos, tristezas y arrepentimientos, convencidos de que lo que estamos pidiendo será concedido.

Si hay un Dios y estamos conectados con Él, entonces lo que necesitamos es importante para Él y cada petición será concedida. Sin embargo, la conexión debe ser establecida por nosotros, porque Dios nos dio libre albedrío y espera que seamos nosotros los que nos conectemos con Él.

Buscar esta conexión es como sintonizar una estación de radio: mientras buscas la estación oyes un ruido estático, hasta que finalmente consigues el punto exacto donde la música suena clara y agradable. Para poder sintonizarnos con el canal de Dios, debemos estar en silencio, sin el ruido de la vida cotidiana.

Es difícil entender que cada petición se concederá, porque muchas veces lo que pedimos no llega y la mayoría de la gente, para evitar ser decepcionada, deja de intentar y comienza a aceptar la idea del destino. Se convence de que las cosas son como son y de que no hay posibilidad de cambiar el resultado.

Sabes de alguien que supera las probabilidades de sobrevivir a una enfermedad terminal, de quien inesperadamente sale de un estado de coma, de otros que sobreviven a un accidente horrible, de quienes reciben el trabajo o la pareja ideal por la que han orado y te preguntas: ¿por qué no me ocurre a mí? Pues te tengo buenas noticias. Dios responderá a tus oraciones en el momento adecuado, pero debes orar con fe en que recibirás lo que estás pidiendo.

Cuando ores, entra en tu habitación, cierra la puerta y ora a tu Padre, que no se ve. Entonces tu Padre, que ve lo que está hecho en secreto, te recompensará.

MATEO 6, 6

Conozco personalmente a muchas personas cuya fe y oración han sido parte integral para superar problemas y graves situaciones. Para aquellos que han vencido las probabilidades y han sido bendecidos con la dicha de seguir viviendo; para aquellos que lograron conseguir su trabajo ideal; para aquellos que conocieron a su pareja perfecta; para aquellos que han realizado sus sueños... ¿Fue suerte? ¿Era su destino? ¿Responde Dios las oraciones a algunos pero no a otros?

No estoy preparado para contestar estas preguntas por ti. Sin embargo, sé por mi propia experiencia que aquellos que fielmente piden y están abiertos a recibir eventualmente reciben lo que pidieron.

> *Hasta ahora no has pedido nada en mi nombre.*
> *Pedid y recibiréis, y vuestra alegría será completa.*
>
> JUAN 16, 24

Como escribe la cantautora de Chambao en una de sus canciones: "Al que pide se le da, si sabe lo que pide y cómo llamar".

Es interesante ver cómo tendemos a orar cuando estamos en apuros o en necesidad desesperada de algo pero, cuando todo nos va bien, normalmente no pensamos en rezar en agradecimiento por lo que tenemos, sobre todo por nuestra salud y nuestra vida. Simplemente pasamos desapercibidas nuestras bendiciones. Movemos a Dios a un lado, pero a Él no le importa; Él siempre está dispuesto a ayudar.

Personas excepcionales a través de los tiempos, creyentes de diferentes orígenes, filosofías y religiones han utilizado la oración para conectarse con Dios y, a su manera, explican que la capacidad de relacionarse con Él está enraizada en todos nosotros. Dios aparece cuando nos rendimos ante Él. Su infinito amor y misericordia están ahí en el silencio de nuestro corazón.

Testifico esta verdad; funciona para mí cada vez que reconozco que no puedo hacerlo solo, humildemente pido perdón y me entrego a Él. El resto de los días le doy gracias por las bendiciones que recibo, sobre todo por mi salud.

Después de mi segunda cirugía —una linfadenectomía en la que se removieron veintitrés ganglios linfáticos desde la parte inferior de mi oído derecho a través de mi cuello y hasta mi hombro derecho, eliminando un músculo y un nervio, y en la que tres de los ganglios resultaron positivos—, y luego de un tratamiento de cuatro meses con interferón alfa-2b, el cáncer volvió. Esta vez bajo mi oído izquierdo.

Esos cuatro meses fueron muy difíciles. Presentaba fuertes síntomas de gripe día tras día y perdí alrededor de nueve kilos. El cáncer había vuelto y esta vez había una muy buena posibilidad de que se pudiera haber extendido a otras áreas, distantes, de mi cuerpo. Yo esperaba que aquella desagradable experiencia física y mental causada por el tratamiento estuviese haciendo su efecto sobre las células cancerosas, pero el tratamiento con interferón no funcionó. Recuerdo haberme dirigido al consultorio de mi cirujano oncólogo para recibir los resultados de una biopsia que había realizado en un ganglio linfático debajo de mi oído izquierdo. Naomi había salido temprano del trabajo para encontrarme allí.

—Sr. Córdoba, los resultados volvieron a ser positivos.

—¿Eso quiere decir que el tratamiento no funcionó? —pregunté.

—Me temo que no —respondió el doctor.

Recuerdo la cara de mi esposa mientras miraba al suelo. Me preguntaba qué estaría pensando y sintiendo. Quizás tendría miedo de perderme; tal vez se estaría preguntando cómo se las arreglaría para criar sola a cinco niños pequeños.

—¿Ahora qué, doctor? ¿Qué vamos a hacer ahora? —pregunté. El doctor respondió:

—Ordené un examen PET/CT (por sus siglas en inglés; una resonancia magnética de nivel celular para observar los cambios a nivel metabólico) para asegurarme de que no haya tumores en otras partes de su cuerpo. Lo más temprano que pude conseguir la cita fue para el lunes.

Era miércoles. Eso sugería la gravedad de la situación. Pensé que el doctor no querría perder tiempo. Sin embargo, me aseguró que, biológicamente, las células del melanoma, aunque muy agresivas, no crecen tan rápido, así que el lunes estaría bien.

Mi esposa nos interrumpió y preguntó al doctor cuáles eran las probabilidades de encontrar más tumores en otras partes del cuerpo. Él respondió que no podía contestar ese tipo de preguntas porque cada caso era diferente. En definitiva, las posibilidades de que tuviese otros tumores esparcidos por el cuerpo eran altas. En ese momento me di cuenta de que mi situación no estaba en manos de los médicos. Sin embargo, sentí una sensación de paz y calidez en todo mi cuerpo; me sentí calmado y con una sensación de fuerza. Acepté la noticia; me dije: "Será lo que será", le di las gracias al doctor, lo miré a los ojos, le estreché la mano y luego sostuve la de mi esposa mientras salíamos de la consulta y nos dirigíamos hacia el ascensor. Mientras esperábamos nuestros vehículos, Naomi me tomó de la mano y me miró; sus ojos mostraban ansiedad, estrés y miedo. "¿Qué vamos a hacer ahora?", me preguntó. Estoy seguro de que lo que quería decir era que el tratamiento no había funcionado y que los médicos no tenían respuestas claras para nosotros. Todavía puedo ver y sentir ese momento como si fuese hoy.

No tengo palabras para describir la calma y la fuerza que tenía yo en ese instante. Recuerdo que la miré profundamente a los ojos y le dije que no podía explicar lo que sentía, pero que sabía que —de una manera u otra— todo iba a estar bien, porque algo me había hecho saber que estábamos en las manos de Dios y que Él estaría con nosotros a lo largo de nuestro proceso. Fue algo que me salió directamente del corazón. Le di un abrazo y le pedí que me siguiese en su auto a la iglesia y que nos encontráramos en la capilla.

Llegué antes que Naomi, entré a la capilla y en ese momento estaba vacía. Caminé hasta el altar, caí sobre mis rodillas y rompí a llorar dejando salir todo: desde el primer diagnóstico, las biopsias, la cirugía en mi cuero cabelludo; la segunda intervención, en la que me extrajeron los ganglios linfáticos; luego el tratamiento con interferón...

Todos esos sentimientos, el miedo, las innumerables preguntas acerca de qué iría a pasar con mi familia, la ansiedad, el estrés, el tiempo que perdí en tonterías, mis faltas, las cosas que dejé de hacer porque "no tenía tiempo"... todo salió ante el altar. Oré. Tuve una conversación con Dios: "Padre celestial, hoy entendí que esta situación está verdaderamente en tus manos. Te pedí buenos médicos y enfermeras y me pusiste los mejores. Ellos están haciendo lo mejor que pueden, pero, al final, todo está en tus manos. Me entrego a ti; por favor, asume el control. Pido perdón por todas mis faltas, por insignificantes que hayan sido; perdóname por todo cuanto he dejado de hacer. Si es posible, te pido un poco más de tiempo para poder ser el mejor esposo, el mejor padre, el mejor amigo posible y para servir a los necesitados".

Mientras oraba, comencé a sentir nuevamente la paz y la tranquilidad que sentía antes de salir del consultorio del médico. De repente, aún arrodillado y llorando frente al altar con los ojos cerrados, oí la puerta abrirse; pensé que era Naomi. Sentí una mano presionar mi hombro derecho y una voz femenina que me dijo:

—Joven, por favor, ore por mí, porque me acabo de enterar de que tengo cáncer.

Le tomé la mano, abrí los ojos y me volví para mirarla.

—Por supuesto, señora; ¿cómo se llama?

Parecía tener alrededor de setenta y cinco años.

—Mi nombre es Teresa —respondió.

—Muy bien, Teresa, comenzaré ahora mismo.

Me dio las gracias y me bendijo. Me di la vuelta hacia altar y comencé a rezar por la salud de Teresa. De nuevo oí que se abría la puerta y una vez más pensé que era Naomi. Cuando dejé de orar por Teresa me levanté para sentarme y noté que ya se había ido. Me senté y asimilé la experiencia, tratando de entender lo que acababa de suceder, y me di cuenta de que Dios estaba escuchando mis peticiones y había enviado a Teresa a la capilla como una señal para que yo experimentara el poder de la entrega y la oración. ¡Amén por eso!

Naomi finalmente entró en la capilla y nos quedamos en silencio con una sensación de paz y confianza. Desde esa experiencia inolvidable en la capilla, la oración comenzó a ser esencial durante mi batalla y para el resto de mi vida.

Tuve una cita con mi oncólogo al día siguiente. Fue una semana muy intensa. Desde la biopsia hasta los resultados de las pruebas, el teléfono había sonado durante toda la semana día y noche. Cuando llegó el viernes por la tarde, lo único que quería hacer era estar en silencio, sin más distracciones. Naomi había llevado a los niños a la práctica de fútbol y no volvería hasta las seis y media de la tarde. Finalmente, todo a mi alrededor estaba tranquilo. Cuando cerré los ojos tratando de relajarme, el teléfono sonó. Mi primer pensamiento fue dejarlo repicar para que la persona dejase un mensaje de voz, pero luego pensé: "Quienquiera que sea está llamando porque se encuentra pensando en nosotros y merece una respuesta". Respondí. Era uno de mis queridos amigos de la infancia, que vivía cerca de nosotros, y de cuyos hijos soy el padrino.

Había llamado para invitarme a que me uniera a él y a su esposa en un grupo de oración. Yo estaba muy agradecido por la invitación, pero le dije que me uniría a ellos el siguiente viernes, pues estaba agotado luego de una semana llena de altibajos y ante la inminencia del examen PET que iban a hacerme el lunes. Insistió y dijo que era precisamente por eso por lo que debía ir. Sentí su cariño e intención de ayudarme; ¿cómo podía bloquear esa bendición? Por cierto, uno de sus hijos tiene un caso severo de autismo, lo que le presenta importantes desafíos personales y familiares.

Acepté. "OK, querido amigo, agradezco tu invitación. Iré no solo por mí sino para orar por tus hijos". En realidad, principalmente tenía en mente a su hijo autista. Recordé la experiencia en la capilla, donde pedí a Dios que me diese un poco de tiempo para ayudar a otros. Luego de mi ruego, Teresa había aparecido para pedirme orar por ella y ahora tenía la oportunidad de rezar con un grupo de gente por el hijo de mi amigo. Me olvidé de mí y me enfoqué en ir a unirme a ese grupo de oración para pedir por su situación. "¿Cuál es la dirección?", le pregunté, pero mi amigo insistió en recogernos a las siete y media de la noche.

El grupo de oración carismático católico comenzó a orar a la Divina Misericordia, seguido por cantos y alabanzas a Dios. Me uní con entusiasmo, enfocándome en el problema del hijo autista de mis amigos. Cerré los ojos y comencé a sentir alegría y una sensación de calma y agradecimiento por estar allí con todos mis fieles hermanos y hermanas. Estaba asimilando la experiencia cuando, de repente, alguien me tomó de la mano: era una de las monjas del movimiento carismático de la parroquia Santa Catalina de Siena, quien me llevó al altar en una fila que supuse sería de gente con algún tipo de condición de salud, igual que yo. La hermana me llevó hasta el altar, donde el sacerdote estaba imponiendo sus manos y orando por cada persona que allí se acercaba. Mientras caminaba hacia el altar, comencé a sentir la misma sensación de calor que sentí en el consultorio del médico. Escuchaba al padre y a una de las monjas pronunciar palabras que no podía entender; y, cuando llegó mi turno, recuerdo haber sentido una corriente muy caliente de agua color azul claro que fluía desde la parte superior de mi cabeza a través de mi garganta. También recuerdo haber visto una pequeña figura blanca y escuchar una voz que me decía que todo estaría bien. ¡Me caí al suelo!

¡Los resultados del examen PET que me practicaron el lunes salieron negativos, lo que quería decir que no había otros focos de cáncer en mi cuerpo!

A partir de mi experiencia en la capilla, empecé a comprender la importancia de abrir mi corazón para recibir con gratitud y humildad todo lo que la gente me ofrecía de manera sincera y amorosa. Comencé a ver mi situación como una batalla y estaba seguro de que saldría victorioso de ella.

Continué rezando y meditando. Seguí viendo mi cuerpo a nivel celular, imaginando a una criatura como la del videojuego Pac-Man comiendo las células cancerosas que flotaban alrededor; seguí viendo y sintiendo el amor de Dios a través de un rayo de sanación azul claro que penetraba mi cuerpo desde la parte superior de mi cabeza fluyendo hasta mis pies. Rezaba y meditaba al menos dos veces al día, pero me tuvieron que intervenir quirúrgicamente tres veces más.

Tal como relato en el capítulo "Diez en diez", en marzo de 2009, después de una resonancia magnética de rutina, otros tres tumores aparecieron en mi cerebro. Mi neurocirujano nos vio un lunes y había programado una craneotomía (mi octava cirugía) para el jueves. Me participó que, en esa ocasión, comenzarían la cirugía con anestesia local, ya que el tumor estaba localizado muy cerca del área motora del habla. Primero debían probar haciéndome hablar y, si concluían que no era peligroso seguir, entonces me aplicarían anestesia general.

Estaba programado que se me practicara una resonancia magnética como procedimiento preoperatorio, que se realizaría con un casco que indicaría al cirujano la posición exacta de tumor. Eso sucedería el miércoles, día antes de la cirugía, y el jueves debía llegar temprano al hospital.

El lunes por la noche, horas después de la reunión con mi neurocirujano, recibí una llamada de Daniela, otra amiga de la infancia que sabía que estaba combatiendo el cáncer, pero que no tenía idea de mi situación en ese momento. Me explicó que la semana anterior había soñado conmigo y que había despertado con la urgencia de invitarme a su grupo de oración en la iglesia de San Luis. Se disculpó por llamar la noche anterior, pero me explicó que no estaba segura de lo que pensaría yo acerca de su sueño y la invitación al grupo de oración, así como a una reunión con María de los Ángeles, una mujer con el don de sanar mediante la imposición de manos.

De nuevo, al igual que en el caso de las invitaciones de mis otros amigos, sentí la intención de Dani de darme amor, y yo estaba abierto para recibir ese amor que ella tenía para mí. Inmediatamente relacioné su sueño con la noticia que había recibido apenas horas antes en relación con mi próxima cirugía. Se puso muy feliz de saber que aceptaba su invitación y que estaría allí.

Tan pronto nos despedimos y colgamos el teléfono, le conté a mi esposa acerca de la invitación de Daniela, quien no sabía nada de la nueva cirugía programada, ya que esta vez nadie lo supo.

Terminé yendo solo, porque mi esposa tenía que recoger a los niños en la práctica de fútbol. Llegué antes de las ocho de la noche y fui recibido por mi amiga Daniela, que estaba muy contenta de verme allí. Me invitó a sentarme donde quisiera.

Fui directamente al banco del frente, cerca del altar, que tenía un cuadro del Jesús de la Misericordia. Me arrodillé y comencé a orar, agradeciendo a Dios por la invitación de mi amiga y deseoso de conocer a María de los Ángeles, aunque al llegar me dijeron que ella acababa de regresar con una fuerte gripe de un viaje misionero por Guatemala y que no se sentía bien para imponer sus manos, pero que estaría en la capilla adjunta orando por todos nosotros.

Cuando terminamos la oración de la Divina Misericordia y comenzamos a cantar y alabar, yo ocasionalmente pedía por una cirugía exitosa. María de los Ángeles salió de la habitación y le preguntó a mi amiga dónde estaba yo, porque quería conocerme. Daniela me dijo que caminó hacia mí con paso decidido. Sentí la mano de alguien tomar mi brazo, una vez más una señora mayor, pero en esta ocasión me llamó por mi nombre, se presentó y me pidió que la siguiera a la parte de atrás de la iglesia, porque quería orar por mí.

Debo recordarles que mi cirugía cerebral tendría lugar en solo dos días y que mi amiga Daniela aún no lo sabía. Cuando llegamos a la parte de atrás, me pidió que me sentara frente a ella, colocó sus manos sobre mi cabeza y comenzó a orar. Empecé a sentir la —ya común— corriente de agua que fluía por mi cuerpo y las lágrimas comenzaron a salir incontrolablemente. Una vez más, escuché palabras que no podía entender, pero sabía que definitivamente me estaba sanando.

Tan pronto como ella dejó de rezar, me bendijo y me comentó que, mientras rezaba, sentía que yo estaba a punto de pasar por algo importante durante la semana. Sonreí y le dije que me iba a someter a una cirugía cerebral el jueves para eliminar un tumor maligno de melanoma. Me preguntó dónde estaba localizado el tumor. Le mostré los tres: el que me iban a extraer y los otros dos, no operables. Ella colocó ambas manos en esas áreas y pidió a Dios —en un tono bastante fuerte— que sanara mi enfermedad completamente. Caminé hacia mi banco, aún secando mis lágrimas sanadoras.

Al final de la maravillosa sesión de oración, María de los Ángeles pidió a todos que elevaran una oración por mí, pues el jueves me sometería a una intervención para extraer un tumor cerebral. Luego les dijo que no le sorprendería que no tuviera que someterme a la cirugía porque, y cito: "No le pido a Dios en pequeño, le exijo que use su poder sanador". Daniela se quedó sin palabras —probablemente recordando la experiencia del sueño que había tenido— ante lo que acababa de suceder con María de los Ángeles y el hecho de haberla visto salir de la habitación con un fuerte deseo de conocerme y de orar imponiéndome las manos.

Cuando llegué a casa, compartí con Naomi todo lo ocurrido. Ella, a su vez, me comentó que había notado algo en mi rostro al verme entrar y que inmediatamente supo que algo había sucedido. Le dije que rezaría por ello y que dormiría confiando en que Dios tendría una respuesta para mí en relación con la posibilidad de seguir adelante con la cirugía o cancelarla.

Me desperté y le dije a Naomi que seguiría adelante y me sometería a la cirugía. Fui al hospital a realizarme la resonancia magnética y regresé de nuevo temprano la mañana del jueves. La cirugía estaba programada para las nueve. Me asignaron una habitación y nos dijeron que el médico hablaría con nosotros justo antes de que me llevaran a quirófano.

Poco después llegó el doctor con una radiante sonrisa; parecía estar muy contento. Nos saludó y nos dijo que tenía dos buenas noticias y me preguntó cuál me gustaría escuchar primero. Naomi y yo nos miramos y sonreímos. Nos dijo que la primera era que se había reunido con colegas de otros hospitales del país y habían concluido que no había necesidad de operarme despierto, pues el tumor estaba suficientemente lejos del área del habla; y la segunda noticia era que los dos tumores no operables no habían aparecido en la resonancia magnética del día anterior. Una vez más, Naomi y yo nos miramos en total comprensión y agradecimiento a Dios. El médico nos dijo que verificarían de nuevo, al realizar la resonancia magnética postquirúrgica, si los tumores efectivamente habían desaparecido.

Como en mis dos craneotomías anteriores, me presentaron una lista de posibles riesgos y resultados y me hicieron una pregunta que tendría que responder cuando me despertara de la cirugía. Como siempre, justo antes de que me durmiesen, oré por mi hermosa familia, mi neurocirujano y su equipo quirúrgico, agradeciendo a Dios por mi vida. Antes de aplicar la anestesia, mi cirujano me hizo una pregunta: "¿Cómo se dice *yellow* en español?".

Desperté de la cirugía y una vez más mi respuesta fue correcta: "Amarillo". La cirugía había sido exitosa. La resonancia magnética postoperatoria indicó que el tumor había sido extirpado con éxito y se constató que los dos tumores no operables ¡habían desaparecido!

La oración es una conversación íntima y abierta con nuestro Creador, y esto significa que hablamos y escuchamos. Durante esta conversación, se libera el amor infinito de Dios y las cosas comienzan a suceder. Ya sea que la oración sea por el bienestar, la sanación, el amor, un acto de gratitud, o bien para interceder por alguien, comenzamos a recibir más de lo que pedimos y más de lo que podremos agradecer.

Aparte de la vida misma, la oración puede ser el mejor y más poderoso regalo que se nos ha dado, una conversación con el Creador de todas las cosas, un regalo que muy pocos encuentran porque está dentro de nosotros y requiere un poco de tiempo que por lo general decimos no tener.

A través de mi fe, pedí y recibí este asombroso regalo, que en gran parte ayudó a revertir mi cáncer y regresar de nuevo a la salud, pero debo decir que el ayudar a otros sin expectativas también aceleró mi sanación y profundizó mi relación con Dios.

Podemos cambiar el curso de los acontecimientos si nos arrodillamos y rezamos con fe.

BILLY GRAHAM

Aprendiendo a recibir

No hay falta de recursos. No hay competencia por los recursos. Solo estamos aceptando o rechazando lo que estamos pidiendo.

ESTHER HICKS

Cuando una persona da desde el corazón y la otra recibe con el suyo abierto, se abre un canal divino donde Dios, la fuente infinita del amor y la sabiduría, forja los milagros.

La fe, la oración, el servicio; el dar, el pedir y el recibir, desde el punto de vista de una receta de cocina, son ingredientes que van todos en la misma licuadora y producen un batido de paz, tranquilidad, salud física, emocional, mental y espiritual. Esta bebida contiene los nutrientes necesarios para poder conectarnos con Dios; pero, a medida que dejamos de tomarla, perdemos momentáneamente nuestra sintonía con Él.

El dar, el ayudar a otros, el ser solidario y compasivo, el servir a otros sin expectativas es una virtud muy valiosa, pero es igualmente importante —y parte del balance en nuestras vidas— la virtud de recibir.

Jesús, a través del amor y de sus propias acciones, nos enseña la importancia de servir a otros, y de la misma manera nos ofrece —a través de sus milagros— muchos ejemplos en los que las personas abren sus corazones y reciben con fe el amor sanador de Dios. En cada milagro, vemos la disposición del necesitado a recibir el amor de Dios a través de Jesús. Vemos al maestro dando devotamente lo que le piden y, por el otro lado, al individuo abierto a recibir.

Es curioso constatar cuántas personas no consiguen el balance entre dar y recibir. ¡Es mucho más fácil dar que recibir! Y si es así, ¿por qué nos cuesta más recibir? ¿Por qué cuesta dejarse querer? ¿Acaso no entendemos que permitirnos recibir lo que otros nos ofrecen es la única manera como se puede abrir el canal de amor que produce los milagros?

Es muy fácil decirlo, pero ¿por qué a la mayoría de las personas les cuesta tanto? Su actitud y disposición para dar es muy diferente a la actitud que asumen cuando les ofrecen algo y más bien la reacción es: "No, gracias, no te molestes; de verdad no es necesario que hagas esto". ¿Por qué les cuesta aceptar?

Puede ser porque tienen miedo de que quien les dé luego les exija algo a cambio; puede ser soberbia, inseguridad o desconfianza; pero, al excavar un poco, nos damos cuenta de que estas personas generalmente tienen una autoestima baja y no se consideran merecedoras de amor y atención. Esto quizás se deba a que en algún momento les han hecho daño, o han hecho daño a otros y se convencen de que no merecen recibir nada de los demás, y mucho menos amor. Es un autorrechazo que les impide sentirse cómodos a la hora de recibir y dejarse querer.

Dependiendo de la cultura y formación en la que creciste, es posible que te hayas formado la imagen de un Dios soberbio y sentenciador que te condenará si te portas mal. Yo recuerdo a mis padres y familiares diciéndome que Dios me castigaría si me portaba mal. Básicamente, crecimos con un trauma causado por tácticas erróneas, impulsadas por nuestras distintas culturas, incluyendo los métodos basados en el temor empleados por nuestros profesores, sacerdotes o rabinos en colegios religiosos. Luego crecemos y vivimos inconscientemente con estos patrones.

Dios es amor y misericordia. Dios no es un juez o jueza que espera que fallemos para entonces sentenciarnos; al contrario, más bien espera con los brazos abiertos que sus hijos pródigos regresen humildemente a casa. ¡Su amor es infinito y eterno!

Desafortunadamente, yo tuve que pasar por la experiencia de un cáncer y, además, con un diagnóstico tan delicado, para entonces comenzar a dejarme querer y valorar con gratitud los obsequios que nos ofrecían durante mi situación. Lo digo en plural porque no solo fue a mí, sino a mi esposa e hijos.

Esto del recibir comienza a ocurrir cuando bajas la guardia y te haces más humilde, al rendirte ante Dios y entregarle tu situación. Irónicamente, estas cosas se vuelven más fáciles cuando sobrevives a un accidente fatal, un ataque al corazón o cuando estás enfermo de cáncer o de otra enfermedad crónica.

Mi sanación comenzó en el momento en el que empecé a abrirme con gratitud al amor que todas las personas nos daban a través de sus obsequios —llevarnos comida lista a la hora de cenar, para que así Naomi tuviera una tarea menos que hacer;

trasladar a nuestros muchachos al colegio o a sus actividades de deporte, baile o arte; brindarnos ayuda moral y espiritual, oraciones o simplemente estar pendientes para hacer por nosotros lo que necesitásemos—. En todas estas ocasiones, sentía la mano de Dios a través de estos ángeles conocidos —y no conocidos— que estuvieron presentes durante mi batalla.

No es necesario que pases por experiencias extremas en tu vida para aprender a recibir. Simplemente debes buscar cuáles son las razones que te impiden dejarte querer, las razones por las que quizás no pides a Dios con más frecuencia o las causas por las cuales no te amas. ¿Por qué el autorrechazo?

Liberarse del autorrechazo, dedicar a sí mismo amor y compasión es el paso inicial para que se desarrolle el don de recibir, pero para ello se necesita fe o, en otras palabras, despojarse del miedo y abrirse para compartir nuestro propio ser. Primero debes amarte a ti mismo... no podrás dar o servir a menos que te des...

La misma verdad ocurre en cuanto al recibir: a menos que seas capaz de recibir amor, no es posible que entiendas lo que es recibir. Busca las razones que no te permiten recibir amor; probablemente encontrarás muchas.

No es fácil entender esta verdad porque nos autoconvencemos de que por alguna razón lo que pedimos no fue otorgado, o notamos lo mismo en otras personas cercanas a nosotros. Somos nosotros los que bloqueamos la recepción de lo que hemos pedido y que ya se nos ha otorgado.

La petición ya se hizo,

la respuesta también está en su lugar, pero el permiso para entrar no ha ocurrido.

ESTHER HICKS

En la cita anterior, vemos que Dios no es imponente, no fuerza la puerta para entrar a nuestros corazones. Él toca y nos da la libertad de que nosotros, si oímos, decidamos si abrimos o no. Dios nos sugiere que abramos la puerta y recibamos lo que pedimos, nos pide permiso para entrar y comer con nosotros. ¡Amén, por el amor incondicional de Dios!

Queridos amigos: está claro que somos nosotros los que rechazamos lo que pedimos; somos nosotros los que nos cerramos cuando nos quieren dar. Esta fórmula divina de paz y comunión que permite que ocurran milagros de todo tipo solo puede darse cuando el que ofrece lo hace desde el amor, sin agenda alguna, y el que recibe acepta desde el amor y con gratitud lo que le ofrecen. Es una fusión: amor es dar y amor es recibir. Uno no funciona sin el otro.

En cuanto a lo que pidas en tus oraciones, se trata de que abras la puerta para recibir lo que has pedido, puesto que Dios ya te lo ha otorgado, siempre y cuando lo que hayas pedido sea realmente lo mejor para ti. En los casos en los que alguien te pida, da sin prejuicios de acuerdo con tus capacidades; y en los casos en los que no te han pedido, pero te encuentras con alguien y notas que está necesitado, ayúdalo de acuerdo con tus posibilidades. Dios está presente en todos esos casos. Todo aquel que sirve a otros dando de su tiempo, de sus talentos y de sus tesoros es realmente Dios trabajando a través de nosotros.

Tú eres las manos de Dios en acción, y el que recibe siente a Dios a través de tus acciones.

Dejemos de bloquear los milagros que pueden ocurrir diariamente, cada vez que exista una necesidad y alguien esté dispuesto a dar: "Porque tuve hambre y me disteis de comer; tuve sed y me disteis de beber; fui forastero y me recogisteis; estuve desnudo y me cubristeis" (Mateo 25, 35).

Esta fórmula divina del dar y recibir aplica a tu persona. En el transcurso de tu camino tus roles cambian; a veces eres el dador y otras veces eres el necesitado, pero Dios siempre está presente.

La nutrición

Ya se trate de sistemas inmunes comprometidos, células devastadas por medicamentos del tratamiento o del estrés extremo de la enfermedad en sí, es fundamental que aquellos pacientes con cáncer hagan que cada cantidad de calorías optimice sus posibilidades de recuperación.

TY BOLLINGER

Para los humanos, la nutrición es la ciencia que interpreta los nutrientes y otras sustancias en los alimentos en relación con el mantenimiento, el crecimiento, la reproducción, la salud y las enfermedades. Un nutriente es una sustancia que usa un organismo para sobrevivir, crecer y reproducirse.

Cuando se trata de etiquetas como vegetariana, paleo, cetogénica y cientos de dietas más, debes mirar su valor nutricional para ti. Por ejemplo, puedes encontrar que la definición vegetariana de una persona puede diferir enormemente de la versión vegetariana de otra. Persona 1: panqueques con almíbar para el desayuno, pizza de queso para el almuerzo y pasta con salsa de tomate y pan para la cena. Persona 2: avena cortada en acero con frutas y nueces para el desayuno; ensalada de verduras, aguacate, garbanzos y nueces para el almuerzo; y cuenco de quinua con una variedad de verduras para la cena. Ambos vegetarianos pero muy, muy diferentes en términos de nutrición.

La nutrición, la digestión y el sueño son los elementos más críticos de tu estilo de vida y se integran con tus emociones, mente y alma. Un consejo de prevención y curación: hay muchas investigaciones disponibles sobre nutrición funcional para que las leas. Te sugiero que inviertas tiempo en este componente crucial para tu bienestar.

He aquí un hecho: la mayoría de los médicos tienen poca escolaridad en nutrición. Admiten que su plan de estudios apenas toca la materia. Un error común que cometen los médicos oncológicos es recomendar a un paciente con cáncer delgado y de mal aspecto que coma todo lo que quiera para recuperar la pérdida de peso. Sin embargo, lo que se lleva a la boca puede estar apoyando un entorno de crecimiento de células cancerosas.

Cuando competía en tenis, quería saber sobre mi anatomía y fisiología digestiva para poder entender "lo que está pasando allí" y aprender qué era lo mejor para mí, para tener una ventaja competitiva. No sabía que me sería muy útil veinte años después, cuando me enfermara.

Creo que no existe una dieta única para todos. Lo que funciona para mí probablemente no funcionará para ti. Mi trabajo con los clientes consiste en ayudarlos a descubrir qué funciona para ellos, no prescribir el mismo protocolo o dieta para cada uno.

Es una trampa en la que caen muchos practicantes y quiero que lo sepas.

En particular, las personas que se someten a tratamiento deben comprender qué es la nutrición y sintonizarse con sus cuerpos para ayudarlos a recuperar su salud original. La gente debe asegurarse de usar su energía para combatir o prevenir enfermedades, en lugar de consumirla para limpiar las toxinas que consumen cuando comen, lo cual es especialmente importante si están enfermos.

Comenté anteriormente sobre mi visita al doctor naturista de "medicina alternativa" y sobre cómo, luego de esta reunión, salí convencido de que debía cambiar radicalmente lo que estaba permitiendo que me hiciesen en cuanto a mis tratamientos de quimio y radioterapia. Al fin y al cabo, se podría decir que esos químicos eran parte de mi alimentación, porque estaba permitiendo que entrasen a mi cuerpo.

El doctor me explicó claramente el problema con los tratamientos químicos a través de un ejemplo que tuvo mucho sentido para mí. Lo comparto: "¿Qué pasaría si no mantuvieses la cocina limpia? —me preguntó—. Finalmente, las hormigas y las cucarachas volverían a aparecer, ¿verdad? Probablemente llamarías a una compañía de fumigación; irían a tu casa y rociarían sus productos químicos para matarlas. Este tipo de enfoque funciona temporalmente —dijo— porque, si mantienes tus viejos patrones y vuelves a dejar tu cocina sucia, los insectos tarde o temprano regresarán".

Sin duda, se trata de una metáfora sorprendente sobre los tratamientos convencionales de quimioterapia y radiación. De acuerdo con este enfoque, muchas personas entran en remisión, pero si no cambian sus hábitos alimenticios y sus patrones de vida, la enfermedad finalmente regresará.

En particular, las personas que se someten a tratamiento deben comprender qué es la nutrición y sintonizarse con sus cuerpos para ayudarlos a recuperar su salud original. La gente debe asegurarse de usar su energía para combatir o prevenir enfermedades, en lugar de consumirla para limpiar las toxinas que consumen cuando comen, lo cual es especialmente importante si están enfermos.

El doctor también me habló en detalle sobre cómo mantener equilibrados los niveles de pH de nuestro cuerpo, porque las células cancerosas se engolosinan en sistemas ácidos. Continuó explicando la grave realidad de que nuestras sociedades consuman comidas ácidas, tales como las carnes rojas, el alcohol y el azúcar procesada, un ambiente tipo granja para que las células cancerosas crezcan. De hecho, me explicó que el denominador común de la mayoría de las enfermedades es un cuerpo con pH ácido.

La mayoría de nosotros nunca considera el equilibrio ácido-alcalino de nuestro cuerpo, pero un pH adecuado es un aspecto crucial de la salud. Muchos médicos destacan su importancia porque un pH equilibrado nos protege de adentro hacia afuera. La enfermedad y el desorden, dicen, no pueden echar raíces en un cuerpo cuyo pH está en equilibrio. El desequilibrio entre la acidez y la alcalinidad permite que florezcan organismos no saludables, daña tejidos y órganos y compromete el sistema inmunológico. Puede que te preguntes: ¿qué es el pH? ¿Cuál es el pH apropiado?

La abreviatura pH significa hidrógeno potencial, y se usa para clasificar la alcalinidad o acidez relativa de las sustancias. Un pH neutro es 7.0, que también es el pH del agua, y un rango saludable para alcanzar el pH es entre 6.0 y 7.5. La biblioteca médica en línea de los manuales de Merck dice que la sangre ligeramente alcalina (7.35 a 7.45) es óptima para el funcionamiento saludable del cuerpo.

Los altos niveles de acidez obligan a nuestros cuerpos a robar minerales de los huesos, las células, los órganos y los tejidos. Las células terminan careciendo de suficientes minerales para deshacerse adecuadamente de los desechos y oxigenarse completamente. La absorción de vitaminas se ve comprometida por la pérdida de minerales. Las toxinas y los patógenos se acumulan en el cuerpo y el sistema inmunológico se suprime.

A continuación, te ofrezco una lista parcial de productos que causan acidez en tu cuerpo: el uso de alcohol y drogas, el uso excesivo de antibióticos, los sustitutos del azúcar, el estrés crónico, bajos niveles de fibra, falta o exceso de ejercicio, exceso de carne animal, exceso de hormonas provenientes de lo que ingerimos, algunos productos de salud y belleza; los plásticos, colores y preservativos usados en la comida, los pesticidas, la polución, las comidas procesadas y refinadas y la respiración superficial, una condición que ocurre cuando los pulmones no pueden eliminar todo el dióxido de carbono que produce el cuerpo; esto hace que los fluidos corporales, especialmente la sangre, se vuelvan demasiado ácidos.

Por otro lado, debemos cuidarnos de no tener un desbalance alcalino: el exceso de alcalinidad en el cuerpo puede causar problemas gastrointestinales e irritaciones en la piel. Demasiada alcalinidad también puede agitar el pH normal del cuerpo, lo que lleva a una alcalosis metabólica, una condición que puede producir los siguientes síntomas: náuseas, vómitos y daño renal por desbalance de minerales.

El médico me hizo entrega de un folleto con información sobre los alimentos y bebidas que producen ácido en nuestros cuerpos, así como de los alimentos y bebidas que ayudan a alcalinizarlo para mantener un pH equilibrado. Algo que él recomienda desde el principio es mantenerse alejado de los refrescos (sodas), ya que tienen cantidades extremadamente altas de azúcar y productos químicos que producen ácido en nuestros cuerpos. Una lata de refresco contiene nueve cucharaditas de azúcar, y tomaría treinta y dos vasos de agua eliminar el ácido producido por esa sola bebida. Por cierto, las sustancias químicas utilizadas para reemplazar el azúcar contenido en una lata de refresco dietético producen más ácido que una lata de refresco regular. Este es un consejo muy importante, no solo para pacientes con cáncer, sino también para prevenir las enfermedades.

Lo que comes puede ser la medicina más poderosa o la forma más lenta de envenenarte.

ANN WIGMORE

Escribí un libro digital (e-book) sobre un pH equilibrado y la salud, que ahora ofrezco de forma gratuita en mi sitio web. La primera sección explica parte de lo que acabo de escribir.

También aclara la confusión acerca de las actividades que producen ácido, como el ejercicio excesivo y el masaje de tejido profundo. Luego, comparto formas de alcalinizar y purificar los cuerpos con sopas, batidos, ensaladas, especias fuertes y muchos consejos más.

Todo lo que escuché y leí tuvo sentido para mí, así que me inscribí para su tratamiento, que constaba de dos fases y que incluía dos exploraciones no invasivas para comparar mi sistema antes y después de la desintoxicación.

Emprendí la primera fase, que tuvo una duración de veintiún días. Estaba diseñada para eliminar de mi dieta todos los alimentos que producen ácido en el cuerpo. Durante ese tiempo, debía tomar productos probióticos para limpiarme —jugos, vegetales y algunas frutas—. Los resultados fueron sorprendentes. En tan solo una semana comencé a sentir la diferencia: mis niveles de energía aumentaron, mis ojos comenzaron a brillar y mejoró mi comportamiento general. Los amigos y familiares notaron algo diferente en mi apariencia física: "Oye, ¡este es el Georges que yo conozco!".

El segundo escaneo y la comparación con el primero fue simplemente increíble, un factor altamente motivador para continuar con esa nueva manera de combatir mi enfermedad a partir de ese momento. Definitivamente, como señala el Dr. Axe: "La comida es medicina".

¿Cómo podía ser eso? No me había sentido así desde que me diagnosticaron. La respuesta es muy sencilla: había comenzado a ayudar a mi organismo a combatir la enfermedad, por una parte, al dejar de intoxicarlo con comidas y bebidas no sanas; y por la otra, al consumir los nutrientes necesarios para equilibrar mis niveles de pH, fortalecer mi sistema inmunológico y ayudar a que mi cuerpo, en el nivel celular, retrocediese a su estado natural.

Por cierto, decidí no tomarme las cápsulas de la quimioterapia para el cerebro durante el período de desintoxicación y los resultados fueron tan obvios que en la siguiente visita que tuve con mi oncólogo le dije que no recibiría más tratamientos de quimio. El doctor me preguntó varias veces si estaba seguro de mi decisión y todas las veces le respondí que sí. Le participé que tenía mucho tiempo que no me sentía tan bien. Claro, continué yendo a mis exámenes de seguimiento, y como ya tenía los tumores en el cerebro y algunos eran operables, obviamente opté por que me extrajeran aquellos que podían ser extraídos.

Querido(a) amigo(a): mi intención es compartir cuanto aprendí y apliqué con fe a través de mi batalla, así como todo aquello que me ayudó a sanar; esto con el fin de darte aliento y esperanza al leer el libro; pero en ningún momento sugiero que tomes las mismas decisiones, particularmente las que tienen que ver con suspender los tratamientos convencionales. Mi estrategia de abandonar dichas terapias y continuar con el seguimiento y con las cirugías necesarias fue exitosa y siento que es mi deber compartirla, pero cada uno debe tomar sus propias decisiones.

Para mí fue y sigue siendo una estrategia en la que, en todas partes, Dios ha estado presente. Me explico: en la fe, la oración, la meditación, el servicio, el perdón, el amor, la actitud positiva y la nutrición, Dios está presente, pero de igual manera está presente en la ciencia y en la inteligencia que nos ha dado para llegar adonde estamos con los avances en la medicina. Sin el talento y dedicación de mis médicos yo no estaría aquí hoy. En todo, absolutamente todo, Dios está presente.

> *El doctor del futuro no tratará el cuerpo humano con drogas, sino que más bien curará y prevendrá las enfermedades con nutrición.*
>
> THOMAS EDISON

Epílogo

Ser diagnosticado con cáncer —no importa de qué tipo o cuán avanzado pueda estar— es algo que no le deseo a nadie. Como podrás haberte dado cuenta, mi mensaje también aplica para aquellos que no han sido afectados por la enfermedad, a los cuales exhorto a que tengan en cuenta los puntos compartidos en este libro, a los fines de prevenir no solo el cáncer, sino otras enfermedades que de igual manera podrían aparecer debido a las mismas razones: estrés, conflictos interpersonales, incapacidad para perdonar, descuido, hábitos inapropiados de alimentación, falta de ejercicio, así como la falta del tan necesario descanso a través de la oración y la meditación.

Ahora bien, si has sido diagnosticado con cáncer —este adversario que de buenas a primeras apareció—, permíteme reiterarte la importancia de luchar con algunas o todas las herramientas expuestas en este libro y que tengan sentido para ti. Estos fueron factores clave durante mi viaje de salud integral para superar mi enfermedad:

- Recuerda que para prevenir o curarte debes cambiar tu estilo de vida.

- Recuerda que para prevenir o curarte debes trabajar en el equilibrio integral. Sin duda, volverás a la salud y el bienestar.

- Recuerda que, lo que siembras, cosechas. You are the person most interested in your health.

- Recuerda que eres dueño de tu situación.

- Recuerda que eres la persona más interesada en tu salud.

- Recuerda que tu cuerpo, emociones, mente y alma fueron diseñados para ser saludables.

- Recuerda que hay una causa raíz para tu diagnóstico, que probablemente no tiene que ver con el historial de tu familia.

- Recuerda que tus médicos son parte de tu equipo, pero tú eres el capitán. Busca más jugadores para que te ayuden a triunfar.

- Recuerda la importancia de aprender a recibir lo que tus familiares y amigos te quieran dar.

- Recuerda perdonar. ¡Perdonar sana!

- Recuerda que orar, meditar y visualizar contribuye a tu sanación.

- Recuerda no hacerles caso a las estadísticas, pues tú eres tu propia estadística.

- Recuerda buscar a sobrevivientes para compartir experiencias y motivarte.

- Recuerda dejar tu enfermedad o tu situación en casa y salir a hacer las cosas que te gusta hacer.

- Recuerda ayudar a otros, aunque no te sientas bien de salud. Te traerá paz, amor y sanación.

- Recuerda que eres digno de recibir; al que pide se le da. ¡Es una ley universal!

- Recuerda que la fe es lo opuesto al miedo.

Ten fe en que todos y cada uno de estos consejos te van a sanar y van a revertir cuanto te aqueja al estado natural y saludable con el que naciste.

Viendo hacia atrás, puedo decir que este proceso ha sido una bendición para mí. Hoy día aprecio mi salud y mi vida, aprecio mucho más la naturaleza y me siento conectado con ella; abrazo los árboles y me lleno de su energía sanadora; doy gracias por un nuevo día al despertarme cada mañana y de nuevo al acostarme, por las cosas que logré y recibí de otros; por mis hijos, mis amigos y las personas que están bajo mi liderazgo profesional; cuando puedo, espero y contemplo el amanecer, el atardecer y la luna llena. En fin, estoy agradecido por ser parte de este hermoso planeta. ¿Sabes cuánto te ama Dios?

Compartí mi viaje a través de la salud holística para superar el cáncer avanzado en cada uno de los capítulos que leíste. Ya sea que estés buscando prevenir u obtener ayuda adicional para curarte de una enfermedad, mis programas de entrenamiento ofrecen el método, la responsabilidad y el apoyo que necesitas para reclamar una salud óptima del cuerpo, la mente, las emociones y el alma y así vivir con bienestar y propósito.

Nadie sabe cuándo se irá, pero todos sabemos que nos iremos algún día. En este sentido, ni tú ni yo sabemos si estaremos aquí mañana, pasado mañana o el mes o el año que viene; esto me dice que debemos apreciar al máximo el día de hoy, amar, compartir, dar, recibir y apreciar cada momento, ya que —estés enfermo o no— hoy es el primer día del resto de tu vida.

Recuerdo haber leído una reflexión de la Madre Teresa de Calcuta donde explicaba lo que significaba para ella ir al cementerio y leer las fechas de nacimiento y muerte de un ser humano y contemplar la raya entre esas dos fechas. Para ella, la raya significaba el tiempo que estuviste por aquí y lo que hiciste o no en ese período.

Espero que sepas; espero que sepas cuán maravilloso es el mundo mientras tú estás en él.

SIR ELTON JOHN

Epílogo

Los discípulos tenían multitud de preguntas que hacer acerca de Dios. Les dijo el Maestro: "Dios es el Desconocido y el Incognoscible. Cualquier afirmación acerca de Él, cualquier respuesta a vuestras preguntas no será más que una distorsión de la Verdad". Los discípulos quedaron perplejos: "Entonces, ¿por qué hablas sobre Él?". "¿Y por qué canta el pájaro?", respondió el Maestro. El pájaro no canta porque tenga una afirmación que hacer; canta porque tiene un canto que expresar. Las palabras del alumno tienen que ser entendidas. Las del Maestro no tienen que serlo. Tan solo tienen que ser escuchadas, del mismo modo que uno escucha el viento en los árboles y el rumor del río y el canto del pájaro, que despiertan en quien lo escucha algo que está más allá de todo conocimiento.

ANTHONY DE MELLO

Notas

La noticia

1. National Cancer Institute, www.cancer.gov.

Peleando contra el oponente

2. Vickie Girard, *There's No Place Like Hope* (Washington: Compendium Inc., 2001), 22.

3. Joseph Murphy, *The Power of Your Subconscious Mind* (New York: Jeremy P. Tarcher/Penguin, 1982), 17.

4. Murphy, *The Power of Your Subconscious Mind*, 18.

5. Daniel Goleman, *Emotional Intelligence: Why It Can Matter More Than IQ* (New York: Bantam, 2005).

Un regalo de vida

6. Murphy, *The Power of Your Subconscious Mind*, back cover.

7. Murphy, *The Power of Your Subconscious Mind*, 20.

Perdonar sana

8. Steven Standiford, "Las consecuencias mortales de la falta de perdón," interview with CBN News, June 22, 2015, https://www.youtube.com/watch?v=FHB6q3x1nc4.

9. Chardynne Joy H. Concio, "Science Says that Forgiveness is the Path to a Healthy Body," *The Science Times, May 30, 2019, 10:09 a.m. EDT*, https://www.sciencetimes.com/articles/22234/20190530/science-says-that-forgiveness-is-the-path-to-a-healthy-body.htm.

Detente y huele las rosas

10. Robin Sharma, *¿Quién llorará cuando te mueras?* (Toronto: Hay House, 1999).

La nutrición

11. Merk Manual, Consumer Version, s.v. "Overview of Acid-Base Balance," modificado por última vez en enero de 2020, https://www.merckmanuals.com/home/hormonal-and-metabolic-disorders/acid-base-balance/overview-of-acid-base-balance.

12. Dr. Axe, www.draxe.com.

Lecturas adicionales

SOBRE EL CÁNCER

- Instituto Nacional del Cáncer: https://www.cancer.gov/espanol/politicas/enlaces
- Melanoma information, go to http://www.skincancer.org/skin-cancer-information/melanoma.
- Asociación Española contra el Cáncer" https://www.aecc.es
- Estadísticas: https://seer.cancer.gov

SOBRE LA NUTRICIÓN

- Balance de pH y salud: https://draxe.com/balancing-act-why-ph-is-crucial-to-health/.
- Desintoxicarse: https://thetruthaboutcancer.com/12-ways-to-prepare-detox-cleanse/
- Página del Dr. Axe: https://draxe.com.

- Oxígeno contra el cáncer: http://www.cancerfightingstrategies.com/oxygen-and-cancer.html

- Cura el cáncer naturalmente: https://curacancernatural.org

MEDITACIÓN GUIADA

- Liberar pensamientos y emociones negativas: https://youtu.be/P8Sr3-9Psfk
- Meditación guiada: https://youtu.be/omkPtoej6AU
- Para dormir profundamente y descansar: https://youtu.be/wIeGv6JEYHw
- Para dormir profundamente y descansar. Yoga Nidra: https://youtu.be/RZgtQJ68qNA

LIBROS

- Albom, Mitch (2007). *Por un día más.* Hyperion, Nueva York.
- Albom, Mitch (2010). *Ten un poco de fe.* Maeva Ediciones, Madrid.
- Albom, Mitch (2014). *Las cinco personas que encontrarás en el Cielo.* Maeva Ediciones, Madrid.
- De Mello, Anthony (1995). *El canto del pájaro.* Editorial Solar Ltda., Bogotá.
- Murphy, Joseph (2009). *El poder de la mente subconsciente.* Arcano Books, Madrid.

- Sharma, Robin (2008). *¿Quién te llorará cuando mueras?* Debolsillo, México.
- Sharma, Robin (2011). *El santo, el surfista y el ejecutivo.* Ediciones Urano, Madrid.
- Tolle, Eckart (2000). *El poder del ahora.* New World Library, California.

ENLACES RELACIONADOS

- Noticias de salud y bienestar: https://www.takingcharge. csh.umn.edu/think-and-feel-health
- Razones para mantenerse positivo: http://www.oprah.com/ health/how-your-emotions-affect-your-health-and- immune-system

CITAS

"Este es el día que hizo el Señor, lleno de alegría y de gozo". SALMO 118, 24

"Si pudiésemos ver claramente el milagro de una flor, nuestras vidas cambiarían". BUDA

"Es el amor lo que te ha traído hasta aquí. Es el amor lo que te acompaña en este viaje. Es el amor lo que te brinda cada oportunidad para cambiarlo todo". ANTHONY DE MELLO

"Hay dos maneras de vivir. Una es como si nada fuera un milagro. La otra es como si todo lo fuera". ALBERT EINSTEIN

"Porque yo sé muy bien los planes que tengo para ustedes —afirma el Señor—; planes de bienestar y no de calamidad, a fin de darles un futuro y una esperanza". JEREMÍAS 29, 11

"No estás aquí accidentalmente, sino de una manera muy significativa. Si no te aferras a ningún concepto, objeto o ideología, te será fácil descubrir cuál es la verdad y la realidad". ANTHONY DE MELLO

"Busca hacer esas cosas maravillosas que la mayoría de la gente no hace. Da regalos de amor a aquellos a los que los otros ignoran". PARAMAHANSA YOGANANDA

"Porque en verdad os digo que cualquiera que dijese a este monte: 'Quítate y échate en el mar', y no dudare en su corazón, sino creyere que será hecho lo que dice, lo que diga le será hecho". MARCOS 11, 23

"La oración no es la actividad alegre de una mujer mayor. Si la entendemos y aplicamos apropiadamente, es el potente instrumento de la acción". MAHATMA GANDHI

"El simple camino: el silencio es oración, la oración es fe, la fe es amor, el amor es servicio, el fruto del servicio es la paz". MADRE TERESA

"La vida es como montar bicicleta. Para conservar tu equilibrio, debes mantenerte en movimiento". ALBERT EINSTEIN

"Vivir es lo más raro del mundo. La mayoría de la gente existe, eso es todo". OSCAR WILDE

"Detrás de las nubes siempre brilla el sol". ANÓNIMO

Sobre el autor

Durante casi veinte años, Georges Córdoba ha dedicado buena parte de su tiempo a servir a los más necesitados a través de proyectos sociales —en Miami, Florida— tales como: ayuda para niños con sida, apoyo a albergues infantiles administrados por el Departamento de Servicios Sociales del estado de la Florida, grupos de coordinación para la compra y distribución de agua y alimentos para las personas que viven en las calles y liderazgo de ministerios dedicados a acercar a las personas a Dios.

Georges fue un atleta de tenis de la división uno de la NCAA y un jugador de primer nivel en Venezuela. Es pianista aficionado, corredor y hombre de familia.

Es sobreviviente de un cáncer avanzado que, como él mismo expresa, "cambió radicalmente el propósito de mi existencia y me dio la oportunidad de cantar la canción que nací para cantar".

Mientras luchaba contra la enfermedad, se unió al programa Road to Recovery de la American Cancer Society y, como voluntario, reclutó y capacitó a sus compañeros voluntarios en Miami Dade, Florida, al tiempo que comenzó a impartir charlas en hospitales, iglesias y retiros espirituales y de salud.

Le tomó diez años y diez cirugías, con un 4 % de posibilidades de supervivencia, pero superó las probabilidades. Sobrevivió a un melanoma avanzado con metástasis de ocho tumores cerebrales, dos de ellos no operables.

Después de esta experiencia, Georges pasó de trabajar como ejecutivo de tecnología de MBA a coach de vida y salud holística, maestro de reiki, autor y orador.

Su enfoque es el de cambiar vidas a través del *coaching* transformacional, así como de charlas de crecimiento personal y práctica y cursos de reiki. Trabaja con personas —tantas como le sea posible— que están lidiando con el cáncer o con su amenaza, con la intención de ayudarlos a reclamar una salud óptima en todos los niveles para vivir con bienestar y propósito. Es miembro fundador de QualeVita, LLC (Calidad de Vida).

En este libro, Georges describe, paso a paso, su viaje a través de la salud holística para superar el cáncer avanzado. *Venciendo las probabilidades* es su libro de debut.

www.qualevita.com

IN: @coach.georges

FB: @qualevitawellnes

www.ingramcontent.com/pod-product-compliance
Lightning Source LLC
Chambersburg PA
CBHW022105040426
42451CB00007B/137